生きることを教える仏教

田畑正久

はじめに

仏教の師から「世間の仕事は余力を残して辞めなさい。後生《ごしょう》の一大事《いちだいじ》の解決がつかないともったいない人生になりますよ」とお聞きしていましたので、公的な仕事として東国東広域国保総合病院（現・国東市民病院）の院長を十年勤め、そろそろ退職しようと思っていた頃、大分県の医療関係者の会合での講演の依頼を受け「今を生きる」という講題でお話をしました。

講演の後、取材に来られた大分合同新聞の社会・文化・医療欄担当の部長さんから「新聞の文化欄への寄稿をお願いできませんか」という提案をいただきました。どういうことを書けばよいのですかと問うと、「今日のような『今を生きる』とかどうでしょうか」と言われ、二〇〇四（平成十六）年に新聞の連載「今を生きる」が始まりました。最初は一年ぐらいで終わるだろうと思っていましたが、隔週続けて書いてくださいと言われ、その後「医療文化と仏教文化」という副題が加わり、現在に至ります。

途中、文化欄から医療欄へ移り、連載自体は二十年を超えています。医療と仏教の協働の文化が実現することを願いながら、「念願は人格を決定す、継続は力なり」（住岡夜晃《すみおかやこう》）の言葉のように、医療と浄土真宗に関わり約五十年の経験から見えてくるものを、引き続き書かせていただいています。

前回、本願寺出版社から『医者が仏教に出遇ったら』というタイトルで本にしていただきました。好評なので続編を出せませんかという話があり、最近の十年間に掲載した文章を整理して、一部を書き改めてこのたびの発行となりました。

今回、まず仏教に関心をもっていただき、それを日常生活の中で深めていただく、さらには、医療と仏教の協力という課題、老病死の現場で生死《しょうじ》（迷い）を超える仏教の教えの受け止めについて、私なりの味わいをまとめてみました。
本書を通して、今を生きる私たちにこそ、生きることを学ぶ仏教が必要だということを少しでも感じていただければ望外の喜びです。

合　掌

二〇二四（令和六）年七月

田畑　正久

目次

第三章　医療と仏教の協働

第一章　仏教は必要ですか

死んだらどうなるの？　本当にお浄土はあるの？

入院中の子どもに「死んだらどうなるの？」と聞かれて、付き添っていた父親は「死ぬなんてばかなことを考えるんじゃない。お医者さんもよくなると言っていたから、しっかり養生することを考えなさい」と答えたそうです。しかし、その後も繰り返し聞くので同じように答えていたが、そのうち根負けして、「死んだら、おじいちゃんやおばあちゃんの入ったお墓に入るんだよ」と言ったそうです。その後に子どもの病状が進み、亡くなりました。

そのことがずっと気になっていた父親は、法要の時に子どもとのやりとりを住職に説明して「お坊さんだったらどう答えますか」と質問されたそうです。尋ねられた僧侶は、「私なら『死んだら、おじいちゃんやおばあちゃんの待っているお浄土へ往くんだよ。また会える。だから、南無阿弥陀仏《なもあみだぶつ》と念仏を称えましょう』と言ったでしょう」と答えたそうです。

この話を聞いて一九四五年に広島に投下された原爆で被爆し、家に戻ってきた長男のことを書いた山本康夫師の「幻」(『中国文化』創刊号、一九四六年)の記事を思い出しました。以下その文章です。

ピカドン(原爆投下)から二時間後だった。当時、広島一中の一年生で爆心地近くの疎開作業に動員され、閃光を浴びた長男の真澄が広島市内の家にたどり着いた時、髪はすっかり焼け、顔はぶくぶくにやけどして、少年の本来の面影はなかった。「直感といふものがなかったら恐らく吾《わ》が子であることを否定したであらう」と。

母の紀代子さんは、驚いて真澄に駆け寄り、ただはらはらとした。焼けたパンツをはさみで切り、ボロボロに焼けたゲートル(脚半)を解き、床に寝かせる。真澄はしきりに水を求め、夜の十一時ごろ、かすかな息をしながら突然に「本当にお浄土はあるの？」と質問した。ギクリと、その言葉がどれほど鋭く父母の胸に突き刺さったか。「ええありますとも、それはね戦争も何もない静かなところですよ、いつも天然の音楽を聞くようなとても良いところですよ」。母は必死に説明した。

真澄はそれに恍惚《こうこつ》と聞き入り、「そこには羊羹《ようかん》もある？」と、無邪気な問いを発した。「ええ、ええありますよ。羊羹でも何でも……」。答える母の声は、半泣きになっていた。「ほうそんなら僕は死のう」と、真澄は言った。父はため息も出ず、母は石のように黙した。少年は、もはや水も求めずに、口の中で念仏を称えていたが、真夜中の十二時、静かに息を引きとった。

足の裏に「死んでもいいかどうか」聞いてみなさい

浄土とは仏のはたらきの場とされます。ですから、煩悩を抱えた生身を持つ私が「今、浄土にいる」と言うことはできません。しかし、仏のはたらきや智慧《ちえ》を感じながら、この世を生きていくのが仏教者の生活です。智慧とは本来の姿をあるがまま、大局的に見る視点です。

東本願寺（京都市下京区）が発行する『同朋新聞』の二〇一五年九月一日号に、作家の高史明《コサミョン》さんの談話が掲載されていました。その談話は次のような内容です。

ある日、中学生の女の子が、今にも死にそうな面持ちで訪ねてきたんです。私は困ってしまいましてね。死ぬと言っている子に対して、死んでは駄目だと言っても、口先のことになって相手に何も伝わりません。ですから私は言葉に詰まってしまいまして……。

それで、「ここ（頭）が死にたいって言っているのか」と聞いたら、「そうだ、決まっているじゃないか」と言うので、とっさに、「君が死ねば、手も足も全部死ぬんだ。どうしても死ぬのなら、長い間ずっと君を支えてくれていた足の裏をきれいに洗って、へのへのもへじを書いて、はだしで土を踏んで、そして足の裏に死んでもいいかどうか聞いてみなさい」と言ったんです。

女の子は何かを感じてくれたのでしょう。実際に、そうやってみたんだそうです。そしたら、死んではいけないということが身に沁みて感じられてきた。その後、元気にやっていますと手紙がきました——というものです。

仏さまの眼から見れば、私たちは頭でっかちで「魂の病気」を患っているのです。自分の身体全体を成り立たせている全体をよく見ないで、煩悩まみれの目で自己中心的にゆがめて、物事を表面的にしか見ていないように思われるのです。

「人間とはどういう存在か?」「人生とは?」という大局的な視点で考える時、私たちが日常生活で頼りにしている理知分別による視点に比べ、仏の智慧の視点の方が全体をあるがままに見ていると思われるのです。

死にむかって進んでいるのではない　今をもらって生きているのだ

北海道のお寺の坊守《ぼうもり》（住職と協働し、寺院の持続的発展に努める役職。住職の配偶者が就任することが多い）に鈴木章子《あやこ》さんという方がいました。彼女は四十二歳で乳がんを発症して、種々の治療の甲斐なく病状が進行し、四十七歳で命終されました。亡くなる時、四人の子どもに「変換」と題する詩を残しています。

死にむかって進んでいるのではない　今をもらって生きているのだ
今ゼロであって当然な私が　今生きている
ひき算から足し算の変換　誰が教えてくれたのでしょう
新しい生命　嬉しくて　踊っています
〝いのち　日々あらたなり〟　うーん　分かります

私たちは両親を縁として命を賜り、この世に生まれました。そして名前をつけてもらい、育てられ、食べたり飲んだりした物によって成長しました。日本語も自然に身に付いて、思想や考え方も周りの人から教えられたものです。それにも関わらず、自我意識は「今の自分」という存在を当たり前、当然のことと考えます。

そして七十歳代の半ばにもなれば、先の長くないことを実感します。目、耳、歯、鼻、足が加齢現象に直面して、生きているということは種々の因縁に恵まれているということ、そして死に裏打ちされて生かされていることがわかる。自分が七十四歳になってみて初めて、死が迫っている事実を感じるようになりました。老病死を見てきたつもりでしたが、どこか他人事《ひとごと》であったのでしょう。

これまで病院で見てきたのは、多くが私より年上の人たちの死でした、しかし、最近は私より年下の人の死亡診断書を書く機会も増えています。私がいつ死に直面してもおかしくありません。私たちは死に向かって生きているのでなく、死に裏打ちされた「生」を生かされています。

毎日、朝目覚めて「今、今日」をいただいて生きているのです。二宮尊徳《にのみやそんとく》師の「この秋は雨か嵐か知らねども、今日の勤めに田草取るなり」です。

日々の私の現前の事実に愚痴を言うのではなく、「これが私の引き受けるべき現実、南無阿弥陀仏」と大いなるものの前に「天命に安んじて人事を尽くす」のです。今日、自分に与えられた場を引き受けて完全燃焼する。そういう人には死は問題ではなくなるのです。「死が人を殺すのではなく、死せる人間、生きることのできない人間が、死を作り出すのである」と、ドイツの哲学者フィヒテは言っています。

動いてるけど、生きとらへん

仏教者に、石炭を使って毎日線路を行き来する機関車は生きているのかと尋ねられた若者は、「機関車は生きとらへん。あれは機械や。生き物のようやけど鉄の塊や。蒸気機関車は生きとらへん」と答えました。

それを聞いて仏教者は大喜びです。「お前は偉い。よくわかっているやないか。大事なことをわかっているやないか」と褒めて、こう言います。

「お前も朝、昼、晩と三度のご飯をパクパク食べて、毎日だいたい同じようなことをしてるやろ。休みの日には昼まで寝て、それから映画でも見に行くというような生き方をしているお前が、蒸気機関車とどこが違うか教えてくれ。同じじゃろ。お前も動いてるけど、生きとらへん。そういう人間を死んでる人間と言うのや。そのような人間を生き返らせてくれるのが仏法や。わかったか……」

このような対話が残されています。

仏教者の「動いてるけど、生きとらへん」という言葉は、生きることの質を考える上で大切な要素です。医師で作家の加賀乙彦《かがおとひこ》氏の著書に『死刑囚と無期懲役囚の心理』（金剛出版）があります。その著書で、死刑囚はいつも残された時間を「今日、一日しかない」と惜しむかのように過ごしているが、無期懲役囚は生き生きとしていなくて、傾向として「生ける屍《しかばね》」のような生き方をしていると表現しています。

生きている時間を量的にいかに延ばしても、今、今日をしっかりと精いっぱい生きることに徹せず、頭の中が持ち越し苦労、取り越し苦労で振り回されてばかりいるようですと、生きても生きたことになりません。これを「空過流転《くうかるてん》」（空しく過ごして移り変わっていく）といいます。仏教では最も大きな罪を「空過」と教えます。自分の生き方も質的にそうなってないかと問われる思いがします。

世界の本体はすべて物質であり、精神的なものもすべて物質に還元できるという考えに「唯物論」があります。現代の私たちは、近代科学が提示する唯物的世界観を受け入れ、信仰してきました。そのような考えでは、世界はすべて物質に還元でき、生命を構成する物質が集積した時に「生」があり、それが分散した時に「死」があるとなります。「生きている」ことに意味はないと考えるのです。そこには、質を問う根拠などどこにもありません。

本当は何も聞いていない

私が尊敬する僧侶の話です。若い頃に「仏法の話を聞いてもわからない」と言っていたら、先輩が「あなたは聞いているつもりかもしれないが、本当は何も聞いていない」と言われたそうです。私はその話を聞いて「話は聞いているのに、聞いていないとは、どういうこと？」と思いました。音や声や言葉を聞いているのに。

小学校の教師が「授業中は先生の言うことをちゃんと聞きなさい」と注意をするのは、「話をよく聞いて、よく考えて理解しなさい」という意味です。「先生や親の言うことをよく聞いて、理解して行動に移してください」ということでしょう。

教育において重要なことは、人格の育成と知識、文化の伝承ということを聞いたことがあります。しかし、私の受けてきた教育は知識の伝承が主であったように思います。当時の私にとって、小賢《こざか》しさゆえに、授業は知識を増やして試験で良い点数を取るためのものだったからかもしれません。

そんな世間的な発想で法話を聞いても、仏教や宗教にまつわる知識を集めているだけです。外側の知識だけを増やしても、仏教の核心に触れないまま面白くないと言って、途中で止めてしまうことが多いと思われます。仏法の話を聞いて、その内容を自分の理知分別で理解しようとしているのですが、それは不可能なことなのです。仏法はあなたの分別思考を遥かに超えた大きいものです。それを無理やり理解の箱の中に入れようとするから、仏法が聞こえてこないのだと思います。

地域や民族、時代を超えて広がり、さとり、気づき、目覚めを教える普遍的な宗教は、世間とは異質な世界です。それは私たちの発想を超えた世界観を持っているからです。日常とは違った世界から私たちの発想を照らされる時、私たちの思考の狭さを知らされ、同時に意識（心）の中に潜む煩悩性が照らし出され、目覚めさせられます。

法話の中で言っていることを「本当にそうだ。自分のことを言い当てている」と素直に受けとり、そのままうなずけることが「聞いた」「聞こえた」ということだったのです。

世間のモノサシとは違う　仏のモノサシがある

日常生活で様々なことに出あった時、この現実は私に都合が良いか悪いか、善悪、好き嫌い、損得、勝ち負けなどを小賢しく考えます。そこに「仏さまならばどう考えるだろうか」という発想はありません。

仏の世界は、私たちの世間の発想とは違う異質な世界です。現代社会はストレスに満ちあふれていて、私たちは日常生活の発想では解決の難しい問題に直面した時、問題を先送りして逃げ出したくなります。そんな時に異質な世界である仏の発想（さとりや仏の智慧）に触れると、想定外のことでも受け入れ、納得が得られる可能性があるのです。

「仏だったらどう考えるか」という発想に身を置くことは、浄土（仏のはたらき）に触れていることといえます。世間生活の発想では、いつも周りの人の目を気にして人間の（世間の）モノサシで考えます。そして皆と同じだと安心する傾向があります。

私は龍谷大学（京都市）で講義をする時、学生に「この大学で学ぶことは、世間のモノサシとは違う、仏のモノサシがあるということを学ぶことですよ」と繰り返し言っています、しかし、どれだけの学生さんが受けとめてくれているのだろうかと思います。一方、熱心にうなずきながら聞いてくれる社会生活を経験した学生や一般の聴講生たちの存在は、講義をする励みになっています。

仏教を学ぶことは、私たちの世間的な思考を見直す機会をいただくことになります。仏のモノサシで私に起こったことを見てみると、私たちが常識と考えていることでも、偏見に執《とら》われていて物事の全体像を正しく見ていないことに気づかされるでしょう。

多くの念仏者を育てた仏教の師と門徒の対話があります。

門徒「先生、私は死ぬのが怖いです」

師「何を言うとるか。その前に、お前は生きとるのか？　生きとるか死んどるかわからん顔して！」

——こんな会話で目覚めが促されるのです。

この事象や現実は私に何を教えようとしているか

念仏には、仏さまのことを念ずることと「南無阿弥陀仏」と仏の名前を声にだして称えるという二つの意味があります。ご縁があって僧侶になった在家（お寺の出身ではない）の人が、「僧侶になるまでは、念仏は仏にお願いごとをする時に唱える呪文だと思っていた」と言われたことがありました。仏教の縁が薄い現代人がそういう先入観を持つことは仕方がないのかもしれません。浄土教の念仏は決して呪文などではありません。

仏教の経典では、念仏について、次のように教えます。

仏が「臨終の時に、私の名前を称えなさい」と喚《よ》びかけたので、それに応えて称えた名前（念仏）です。念仏には（1）仏やよき師・友のことや仏教の言葉を思い出すはたらきの「憶念」（2）仏への思いが持続する「念持」（3）世間に振り回されがちな私に仏の世界を忘れないようにはたらく「不忘」の三つの功徳があります。

さらに、私を仏のはたらきの場に連れ戻すという功徳があります。世間を生きる私は世事にかまけて振り回されやすいので、念仏が私の生きる姿勢を仏の智慧に添うように正すというはたらきをするのです。

念仏をして、その声を自分で聞いて仏の心に触れるのです。その結果、仏のはたらきの場に身を置くことになります。その時、仏のはたらきを受けて仏の智慧の視点に転じられるのです。

日常生活でさまざまなことに遭遇した時、そのことは自分にとって善か悪か、損か得か、勝ちか負けかなどと考えがちですが、仏の視点では「この事象や現実は私に何を教えようとして、何を気付かせようとしているか」と考えていくのです。前者の思考は起こったことに振り回されることが多いのですが、後者の思考を日常生活に加えることで少しだけ冷静に考えることができるのではないでしょうか。

事件や事故の話題を扱う三面記事（社会面）を傍観者的に批判するのではなく「私も縁次第では事件を起こした人と同じ立場になったかもしれない」と、学ぶ姿勢で読むことは仏の智慧の視点を日常生活に取り込むことになります。

仏にお任せ

仏教では生きる、死ぬは「仏にお任せ」と表現することが多いです。人間関係で「お任せする」ことができるのは、相手を信頼できる場合だけです。それは、信頼できない相手にはできませんから。

車に乗せてもらった時、助手席から運転手にあれこれ注文するのは信頼していないのです。飛行機の場合、運航会社や操縦士への信頼があるのでしょう。仏にお任せができるのは、仏の世界への信頼が圧倒的だからです。仏のはたらきを感得できる人においては、それが成立するのです。

私に具体的にはたらきかける仏を「真仏《しんぶつ》」と言いますが、私へのはたらきがなく、向こう側に眺めるような仏は「仮仏《けぶつ》」と言います。仮仏は私が観ずる仏であり、私が考える仏、私が願い事をする仏です。真仏とは私が照らされて、私を教え、願ってくださって、私にはたらきかける仏です。

仏法は人を通して伝わると教えられていますが、私に仏法を伝えてくれるよき師、よき友の背後に仏のはたらきを感得するのです。

普通、われわれは「自分のことは自分が一番よくわかっている」と考えています。しかし、仏法の師と出遇った人が、「私を、私よりも知っている方がいた。私を、私以上に大事に思ってくださる方がいた」という感動で表現されていました。

私も仏教の学びを続ける中で、仏（さとり、目覚めた人）は人間の内面の問題を見抜いておられると考えるようになりました。そして「人間とは？」「人生とは？」という大局的な問題を見通している言葉として、「目覚め」、「智慧」などと表現されていることに、うなずけるようになりました。

個々の人間に関する知識ということではなく、人間の理性・知性による思考方法や、生き方の背後に宿されている闇（煩悩や対象化の問題点）に関しての深い洞察への驚きです。

仏の目覚めや気付きは、人間の理知分別による思考を超えていると知らされるのです。だから自然と「お任せ」できるのです。

長生きしてもいいことはない？

長生きには量的と質的という二つがある話の続きです。量的な長生きとはカレンダーで示される（測れる）長生きです。二〇一八年の敬老の日にメディアに公表された百歳以上の方は六万九千七百八十五人で（男性八千三百三十一人、女性六万一千四百五十四人）で、前年よりも二千十四人増えました。

療養型病棟に入院している患者さんで、本人と家族ともに何とか百歳まで生きたいと希望している人がいました。そして「その後は自然にお任せします」という意思を示されていました。百歳を迎えられた時には、意識もうろうとして老年症候群と思われました。八月初めに市長から祝福を受け、その様子が新聞に写真入りで掲載されました。その後は食欲が回復せず一カ月後に天寿を全うされました。

九十歳以上の超高齢者といわれる人が増えてきています。しかし、大切なことは、本人が長生きを喜んで日々を過ごしているかということです。

八十歳を超え、健康そうに見える女性が腰痛で来院しました。病歴などを聞いていると、「先生、長生きして何もいいことはないですね。腰は痛くなる、目は薄くなる、耳は遠くなる、そして膝も痛い」と訴えるのです。ちょっと嫌みを込めて、「八十歳を過ぎるまで、よく腰痛なしで生きてこれましたね。長い間支えてくれた腰にお礼を言いましたか」と聞くと「そんなこと、考えたこともありません」と言われました。

長生きできたことを当たり前と考えて、一〇〇パーセントの健康状態に執着して、どこか悪いところはないかと気にして、症状が出るとその治療を受けながら、完全によくならないと愚痴を言って過ごす長生きをするか。

それとも、日々生きていることを喜び、生かされていることに感謝して、治療を受けながら症状と向き合って生き、生かされていることで果たす役割を自分の使命と受け止め、完全燃焼するが如くに一日一日を精いっぱい生きるか。

寿命の長短の執われを超えて生きる時、自然に「生きることも、死ぬことも仏さまにお任せ」という心境に導かれるでしょう。

仏さまにお任せしたら

仏さまにお任せしたら、仏教への「盲信、狂信」にならないのか心配をする人は多いでしょう。そのことへの示唆を与えるのが、仏教を深くいただいた妙好人《みょうこうにん》(もっぱらその言動をもって周囲から尊敬を集めた篤信の念仏者)の言葉です。妙好人、浅原才市《あさはらさいち》の自問自答の記録が残されています。

「才市や、阿弥陀さまは、今どこにいらっしゃるのか」自分で自分に質問し、「今、ちょっとお留守でございます。ナマンダブ、ナンマンダブ」「あっ、阿弥陀さんは、今お帰りになりました。ナンマンダブ」という具合です。生身を持つ私の思考は世間的な分別を十二分にはたらかせながら生きることになるのですが、時々（念仏して憶念する時）仏の智慧に照らされ、生きる姿勢を正されるのです。

日常生活の思考の拠り所となる理性知性は、普通はまず「それは本当だろうか」と疑うことから始まります。それは「渡る世間は鬼ばかり」という発想に近いものです。そのため「一〇〇パーセントお任せします」ということは、理知分別が許さないのです。

しかし、その疑うところの理性・知性・分別の小ささ、内容の浅さ、思考の欠点、思考の非人情性などに目覚める時、人間の計らいの分際を仏智に照らされながら生きていこうと、両者の微妙なバランスの中で「盲信、狂信」の危険を避ける道を賜るのです。

仏教の目指すものは、われわれの理知分別が煩悩で汚染されて、考え違いや迷いの判断をしている在り方に目覚めさせて、人間の計らいの愚かさを見つめながら、より理性的・知性的に生きる道を教えるものと受けとることができます。

われわれの生命は、生物学的には自然に壊れていく性質（エントロピーの法則）を持っているために、壊れる前に自分で壊し、それを再合成するという際どいバランスの上に維持できています、いわば自転車操業を見えない内部で果たして、生命を保っているのです。

仏教の縁起の法では、われわれの命は死に裏打ちされて生が成り立っていて、一枚の紙の表と裏の関係で分離できないのです。しかし、われわれは死を嫌い、元気な「生」だけを取ろうとしています。

「ヒト」から仏になる道

仏教はわれわれを動物的「ヒト」から人間へ、そして成熟した人間（仏教の菩薩を想定）になり、ついに仏に成る道を教えようとしています。「死」が世間的な不幸の極みということではなく、人間として完成して、人生を生き切って、仏に成る方向性です。

仏教ではわれわれの日常生活は「地獄《じごく》」「餓鬼《がき》」「畜生《ちくしょう》」「修羅《しゅら》」「人間」「天」と六つ（六道）の迷いを繰り返し、苦の世界を作り出していると認識し、その苦の世界から解脱することを目指しているのです。

六道の特徴の一つは、自分の置かれている外の状況を見つめ、自分の幸・不幸を決めるのは、それだと決めつけて、その条件を都合が良いか悪いかと自分の思い（分別）で判断することです。突き詰めていくと「渡る世間は鬼ばかり」と注意して用心をしっかりとします。そして都合の良いものを周囲に集めようと努力します。

仏の智慧は、あなたが自分という立場から外の状況を良い、悪いと判断してみようとしているが、外の種々の状況・条件はあなたに無関係なものはなく、密接な関係性があることを教えてくれるのです。

外の状況はあなたと別々な関係ではなく、周囲（時間的・空間的）の種々の状況が今のあなたを存在せしめているのです。種々の周囲の状況が今のあなたを育て、生かし、支え、教え、導こうとはたらいていることに気付かせようとしているのです。それは「渡る世間は菩薩ばかり」と受けとることのできる、浄土に似た世界です。

菩薩とは仏の教えをさとり、その内容で他の人を教化するはたらきをしている存在を示します。菩薩は種々の生き様（私の周囲の人や存在物になって）で、私に良い見本や悪い見本を演じてみせて教えてくれているのです。

対人援助の医療の現場は仏の智慧の視点を持つと、多くの菩薩たちに出遇う場でもあり、「人間とは？」「人生とは？」ということの意味の世界への目覚め、気付きに導かれる場なのです。

不老不死の仙術よりも

人間に生まれたことで必然的に伴う老病死も、人間の知恵で管理支配できるはずだと医学は考え「健康で長生き」を目指しています。しかし昨今の研究では、百二十歳を超えることは無理のようだというのが定説になっています。

一方、宇宙旅行ができるようになると、光の速度以上の宇宙船では時間の経過が遅くて、地球上よりも年を取るのが遅くなるともいわれています。それらのことが可能になったとしても、しょせんは老病死の先送りでしかありません。

お釈迦さまがさとりを開いた時、最初に「われは不死の法を得たり」と言ったと伝えられています。仏教の歴史の中で、中国の高僧曇鸞《どんらん》大師（四七六〜五四二）は体調を一時的に壊してからは、仏教の勉強のためにも体調を整え、できれば不老不死の術を学んで長生きをしなければと考えました。それで仙術を学ぶために仙人を訪ね、身につけたと伝えられています。

インドで仏教を学んで帰ってきた三蔵法師に、曇鸞は得意満面の顔で、「仏教に、この長生きの仙術以上の教えはあるか」と問いかけます。そんな曇鸞に、三蔵は悲痛な思いで仏の大きな世界を説く浄土の教え、経典を授け示したといいます。

その教え（無量寿の世界、永遠）に曇鸞は驚き、感動して学んできた仙術（仙経）を直ちに焼き捨てたと伝えられています。

仏教のさとりの智慧は不老不死の仙術に勝る教えであり、まさに「さとり」、「目覚め」と言わずにはおれない、世間の発想を超えた内容だったのです。

今の医学、医療は長生きの仙術の延長線上にあるものです。東洋医学でも西洋医学でも、人間の考える「長生き」は時間的な長寿のことです。

仏教は長生きを願う「私の思い」を問題にし、「私の思い」の中に潜む問題点（煩悩）を指摘し、それを超える世界（質的長生き、無量寿の世界）を教えようとしているのです。

生きていることの貴重さ、ありがたさに目覚めて精いっぱい生き切る、完全燃焼するがごとく未練なく生きることができる時（仏の智慧で実現可能）、命の時間的な長短にとらわれない一日を生ききり、後は「仏にお任せ、南無阿弥陀仏」と仏教は教えてくれています。

天命や宿命

医学・医療では老病死を先送りすることを最優先に考えますが、老病死を受け止めて生きる道は教えてくれません。アンチエイジングとは、「抗加齢」を意味し、加齢による体の衰えをケアして、いつまでも若々しく生きることを目指す言葉です。

私が五十歳の時、八十歳の伯父に、「五十歳になったけど気持ちは三十歳の時とほとんど変わりません。伯父さんは八十歳になって気持ちはどうですか？」と聞いたら、「お前と同じだ」と言われたのが印象に残っています。その私も七十歳を超え夜間にトイレに目覚めたり、目や耳の衰え、下肢の不調を感じ、九重《くじゅう》(九重山。九重連山とも。大分県に位置する山々。日本百名山にも数えられる)登山などをして健康を誇っていたのが夢のようです。まさに「少年老いやすく学成り難し」で、若々しく長生きを目指していてもあっという間に時間だけは経過しました。

老いということに示唆を与える「四十にして惑わず、五十にして天命を知る。六十にして耳順う、七十にして心の欲する所に従えども、矩を踰えず」は有名な『論語』の言葉です。

明治時代の学僧清沢満之《きよざわまんし》は「天命に安んじて人事を尽くす」という言葉を残しています。仏教者の住岡夜晃は「宿命を転じて使命に生きる、これを自由といい、横超《おうちょう》という」の言葉を残されています。清沢師は結核のため三十九歳で亡くなり、住岡師は腎臓病によって五十四歳で亡くなっています。

天命や宿命という言葉は、自分の置かれた境遇や病・死を受けとる態度を表しています。小賢しい私だったら、「自分の境遇に人事が尽くせないのは、時代が悪いからだ、あの人が協力してくれない。何でこんな病になるのか。金がない」などなど、愚痴の言葉を並べるかもしれません。人事を尽くす前に、気持ちが愚痴で潰れてしまうでしょう。

本当に「今、ここ」で人事が尽くせるのは、私に与えられた境遇を「天命や宿命である」と受けとることです。このように、その場所で精進できるように導く教えが仏教です。人事を尽くす心情の背後には、「結果（死ぬことも含めて）は仏さまにお任せ」ということが実現しているのです。

「四苦（生老病死）を超える」道

われわれが日常の生活を送る中で、自分の人生に限りがあるなどと考えることは、ほとんどありません。

まれにですが、布団に入って眠りにつく時に、(1)今ここで自分の命が消滅しても、世界は何事もなく進んでいく、(2)自分が存在していた事実は時間と共に進むこの世界では跡形もなく消えてしまう、(3)自分が消滅した後の世界を見ることは絶対にできない、ということに気付き、慄然とすることがあります。

自分が死ぬのが恐いのは生物学的生存本能があるからだと割り切っても、死が恐ろしいことに変わりがありません。

これは、仏教学者の佐々木閑《ささききしずか》花園大学教授が講演で紹介しました。ノーベル賞を確実視されながらも、病で死去した物理学者が、大腸がんの治療を受けていた時の心情を吐露したものです(『がんと闘った科学者の記録』立花隆編)。

科学者は、自分を中心に外の世界を観察し思考することで真実を究めようとしますが、その思考の中に自分は含まれていません。

一方で、仏教は日本の文化において、自らの内面を思索する「内観」の領域で貢献したとされます。

釈尊は世俗では恵まれた王族でしたが、自分が老病死する現実に苦悩し、その解決を求めて出家修行をされました。そして四苦（生老病死）を超える道に目覚めたのです。その教えに救われる人が次々と誕生していき、仏教は時代、社会、地域を超えて伝わってきました。

この物理学者も「自分は死する存在」という現実に目を向けることなく、外の世界を研究して現代の知の頂点を極めました。しかし、自分の大腸がんに直面して初めて生身を持つ自分と向き合っていったのです。

先の書籍には、「人生が終わるということを考えないように気を紛らわせるしかない」という彼の苦悩が赤裸々に書かれています。

仏教の救いは「二の矢を受けない」

医療は「老・病・死」の現実を「若返る」「病を治癒させる」「不死ないし先送りする」ことを救いと考えて取り組んでいます。

仏教の考えでも「老・病・死」の現実は、医療で対応できるものは医療者にお願いをします。決して治療を拒否するものではありません。老病死の現実を「一の矢」と言って、「縁次第では、いかなる状況も起こってくる」と教えています。

仏教の救いは「二の矢を受けない」と表現します。医療で治療をしてもらって老病死の先送りはできても、一時的なものであって、結局は誰も逃れることはできません。老病死の現実にいざ直面した時の受けとり方を教えるのが仏教です。冷静に受け止めて、いかに処していくかをより理性的、より知性的に考えていくように導くのです。

多くの人が初詣で神社仏閣に「無病息災」「家内安全」「願い事成就」をお願いす

るのは「一の矢」に相当するものを祈願しているのですが、いかんせん、人間の死亡率は一〇〇パーセントです。

仏教に関して言えば、仏教寺院で「一の矢」に関しての願い事は「的外れ」なお願いということでしょう。老病（死）の現実を受け入れて、どう対処するかが仏教の智慧のはたらき場所です。仏の智慧で生老病死の四苦を超えるとは、そのことを言っているのです。

「老病死は嫌だ」「どうして逃げようか」「先送りしようか」「困ったことになった」「不安だ」「絶望だ」「なんで私はこんなことに」「運が悪かった」「何かたたりでは」「あれが悪かったのではないか」などこれは振り回されている相《すがた》で、二の矢を受けていると表現します。病気で苦悩して、病気は嫌だという思いで二重の苦しみになっているのが、凡人の思考・感情ではないでしょうか。

仏教の智慧を無視しているわれわれの分別は困った現実に直面すると善悪、好き嫌い、都合の良い悪い、勝ち負けなどで心が揺れ動き、穏やかでなくなります。ましてや死の避けられない「老・病」に直面すると絶望、「つまらないことになってしまった」と感情をあらわにすることになります。

人間の小賢しい知恵でどんなにあがいても老病死にいい意味を見出すことはできそうにありません。

私の中にある「餓鬼性、畜生性」

仏のはたらきが及んでいる場を浄土と言います。さまざまな仏がいて、それぞれに固有の浄土があります。浄土とは「そこに身を置けば仏の智慧の視点で見ることができるように導かれる」――そんな場です。

私たちが生まれ育った環境や受けた教育などによって、その人特有の世界観、人生観を持つようになり、それは親しい家族や友人であっても同じものではありません。そして他人とは違った世界を持つようになるのです。

幼児期に病気の影響で視力と聴力、言葉を失う三重の障害を持ちながらも福祉活動などに尽力した米国人のヘレン・ケラーは「言葉を知る前は動物的な暗黒の世界を生きていた」と述べています。言葉を知り、教育を受けることで過去の自分のありようが見えてきたということです。言葉を覚えて飛躍的に人格が養われたと思われます。人間は育つ環境によって動物的になったり、人間的になったりするということです。

仏教では私たちの心の状態を六道（地獄・餓鬼・畜生・修羅・人間・天）で表現しています。人間とは「間柄を感じ、多くのおかげさまで生かされている、支えられている」と感じることができる存在です。一方、餓鬼と畜生は「欲しい」ということだけに心を奪われ、飼い主の意向に縛られ主体性がなく本能のままに行動するような存在です。

関東の小学校の五年生三十五人が、社会見学でお寺を訪ねた時の話です。ご住職が「お家のお父さんお母さん、おじいちゃんおばあちゃんが食事の時に手を合わせるのを見たことがある人はいますか」と尋ねたら、全員が見たことがないと答えたそうです。

植物や動物のいのちをいただき、酸素や水のおかげで生かされているという気付きや目覚めがなく、そのことを当たり前と考える現代の家庭環境や社会状況は人間を育てるのではなく、餓鬼・畜生を育てているのではないかと危惧します。

このことは他人事ではなく、仏の智慧に照らされることで私の中にある餓鬼性、畜生性を知らされます。

ガンジス川の砂ほどの因や縁

宇宙中の存在は「エントロピーの法則」（形あるものは必ず壊れて拡散する）に従

って存在しています。私たちの身体は生物学的には分子が約十の二十八乗（十の後にゼロが二十七個ある数）個集まって構成されています。時間の長短はありますが、分子の凝集した細胞が壊れることは避けられません。

私たちの身体は遺伝子の働きで毎日、その細胞のうち約二百分の一を自然に壊れる前に自らで壊し、同じものを再合成することで体を維持していることがわかっています。こうして自転車操業のように、遺伝子レベルでけなげに頑張って身体を維持しているのです。

人間は、日常生活で身体を動かすエネルギーを自分で作ることができません。光合成でエネルギー源を作る植物を食べるか、植物を食べた動物を食べないと生きていけません。このように、人間は動植物を殺生して生きています。

また、空気中に含まれる酸素を取り入れなければ生きていけません。酸素は大分県の森林ばかりでなく、アマゾン川の流域のジャングルでできた酸素も含まれます。私の存在は、地球に根ざしたものによって支えられているのです。

仏教の「縁起の法」では、私という存在はガンジス川の砂の数ほどの因（直接的な原因）や縁（間接的な原因）によって存在させられていると教えます。これは、現在の科学的な知見との整合性があります。約二千五百年前に生きた釈尊の慧眼のすごさに驚かされます。社会的存在である人間は、人間関係や社会関係の中でも支えられ、育てられてきたのです。

私がかつて進路を決める際に、世間的なモノサシ（判断基準）の善悪、損得、勝ち負け、好き嫌い、都合不都合などで考えていた時、仏教の師に「あなたがしかるべき場所で、しかるべき役割を演ずることは、今までお育てをいただいたことへの報恩行です」という趣旨のお手紙をいただきました。煩悩まみれの私の思考を知らされて、目が覚めるような驚きとともに生きる姿勢を正されたことがありました。

「生まれた意味、生きる意味、そして死」をどう考えるか

西洋人と同じ発想で考える現代の日本人と、鎌倉時代を生きた人とでは発想が違っていただろうと思われます。なぜなら、現代の日本人は教育を通して科学的合理思考の訓練を受けてきたからです。

そういう人たちが仏教文化に触れると、仏教のさとりや目覚めの世界は社会通念とは異質なものに感じます。内容を知れば知るほど、「人間とは」「人生とは」「この世界とは」といったことを仏教が見通していると驚かされるのです。

自分の考えは間違いがない……。そのような自我意識は仏の智慧によって、決して合理的なものではなく、局所的、表面的にすぎず、物事の全体が見えてない表れということを思い知らされます。

「自分の常識が正しく、仏教の教えの方がおかしい」と思っていても、仏教を学ぶうちに、「自分の方が煩悩まみれの目で見たり、分別して理解しようとしたりし

て物事の全体像をよく見ていなかった」とわかってきます。長期的な視点、俯瞰《ふかん》的な思考ができていないことに気付かされるのです。

ある哲学者は「人間は皆、幸福を目指して生きている」と言い当てています。誰もが人生において幸福になるためにプラス価値を増やし、マイナス価値を減らそうとします。

しかし、年老いて病気になり、挙げ句に死んでしまったら、自分の家族は「この度は突然のご不幸にお悔やみ申しあげます」という言葉を掛けられることでしょう。幸福な人生を目指したのに、死ぬと「ご不幸」にされてしまっているのです。

科学技術は進歩を遂げ、さまざまな分野で研究が続いています。寿命をつかさどる遺伝子を操作できるようになる。動物を使って移植用の臓器が遺伝子操作で作られるようになる、義肢・義足が脳波によって動くようになる。こうした可能性が言われています。ただ、人間の寿命はさらに延びると見込まれていますが、医学者や生命倫理学者からは「長寿が実現した社会で最も多い死因は自殺」という予測も出ています。

思慮深い合理的思考の人間は「生まれた意味」「生きる意味」、そして「死」を、仏智によらず、どう考えていくのでしょうか。

「仏教の智慧」ものの背後に宿されている意味を感得する見方

二〇一九年、新型コロナウイルス感染症は全世界を不安、怖れ、苦悩に巻き込みました。想定外の対応が求められ、戦後の世代が経験してない戦争と同じ非常事態を思わせます。

ベストセラー『置かれた場所で咲きなさい』（幻冬社）で有名な渡辺和子氏（一九二七〜二〇一六）はキリスト教の精神でこの本を書いています。その中で私たちが思いがけない事態で感じる心の動揺は、今まで当たり前だと思って当然としていたことに隙間が開き、そこから冷たい風が入り込み「ヒヤッ」と感じているようなものだと言われています。その開いた穴を塞ぐことも必要だが、その隙間から見えてくるものをじっくり観察して考えることが大事だというのです。

その穴は現実的には感染症を含む「病気」「他人とのもめごと」「災害」「事件」「大切な人の死」「事業の失敗」「願い事かなわず」などです。彼女自身も「多くの穴を経験した。いや穴だらけの人生であった」と書かれています。世間的には穴を塞ぐことに追われますが、宗教的にはその穴から見えるものを思索し、普段の思考では気づかなかった多くの学びを得るのです。穴から見える二つのことを具体的に紹介します。

一つは、戦後順調に伸びていた平均寿命ですが、二〇二〇年も少し伸びて男八十一・六四歳、女八十七・七四歳となりました。死を忘れ他人事にしていた日本人に、コロナ騒動は高齢者が八人に一人が死亡するという事実を突きつけ、人間が死ぬ存在であることを改めて思い知らせる結果となりました。

日頃の分別思考では、幸せな人生を生きるためにプラス価値を増やし、マイナス価値を減らせば「幸福な人生」になると楽観的に思っていました。その発想だと「老い」はマイナス、「病気・死」はマイナスとなり、その価値観では、死ぬ時に「マイナスばかりの不幸の完成で終わる人生」になることを思い知らせることになったのです。この辺りに生死の迷いを超える仏教が求められるゆえんがあります。

もう一つは、仏教関係のカレンダーに「今日もまた幸福求めて四苦八苦」という標語がありました。幸福を求めて生きる「私という存在」は、実は既に与えられている事実があるのに、それらを「当たり前、当然のこと」として見過ごしてしまい、そのことが意識にあがってこないことが問題であると指摘します。

私たちの分別思考では、人間という存在や人生の全体が見えてこないと仏教は教えているのです。仏教の智慧は、「ものの背後に宿されている意味を感得する見方」というもので、物事の全体を広く、深く見透かしています。

「私が」問題

私たちの人生にはいろいろな問題があります。人間関係、家庭や職場、社会、経済などに関する問題、戦争……。しかし、仏教では人生で一番大事なのは「私が」問題だというのです。

日常生活で、私たちは「私が」ということは全く問題にしていません。家庭や社会生活での「私の」直面する問題を解決しようと、朝から晩まであくせくと取り組んで、忙しい忙しいと言っています。しかし仏教の基本は、そんなこと一つも問題にしないのです。ただ一つ「あなた自身が」問題だと教えるのです。私の問題にする日常生活のいろいろな問題の解決は、仏の智慧の応用であり、二義的なことだとしています。日常生活の種々の問題に取り組むあなた自身はどういう存在か。「私が」という問題がわからなかったら、人生の問題の根本的な解決はできないと仏教は教えています。

私たちの発想は、私がここに居て、私がいろいろな知識や技術を身につけたり、いろいろな物を所有したりして社会生活をしています。そこでの大きな関心事は私の知識、技術、経済力や所有物です。そしてそれらが量的に多いことが社会生活では尊重されます。それらが世間的な豊かさ、楽しさ、安定、安心に密接に関係します。

しかし、仏教は「私が」を問題としています。仏教の目覚めの内容である「縁起の法」では、自我意識は確固とした私が存在することを前提にしているが、私のあるがままの真相は、無数な因や縁が仮に和合して存在し一刹那ごとに生滅（死に裏打ちされて生がある）を繰り返して無我であり無常である、と見抜いているのです。

新型コロナ感染症が流行しはじめて世界的流行になった頃、いち早く予防できる新型のワクチンが開発されました。その発症予防の効果は実験的に九〇数パーセントの驚異的効果を示すものでした。しかし、使用経験が少なく新型のワクチンであり、少ないながらも副作用もあることがわかりました。

国は、医学で一〇〇パーセント安全、副作用なしのワクチンではないが予防効果が非常に高いので、副作用に注意しながら最大多数の国民の命を守るために推奨、無料で実施しました。国民の多くは分別思考（我が身がかわいい煩悩が背後にある）で、感染して悪くなるか、副作用で悪くなるかの損得を計算して決断されたと思われます。

分別思考だとどちらを選んでも結果が悪くなると、過去の決定が後悔や愚痴になるでしょう。

仏教では縁起の法から導かれて、「人生とは取り返しのつかない決断の連続である」と教えます。その時、その場で自分の考えられる情報を総動員しての自己決断だったのです。当然決断の責任も、自分が善かれと選んだことだから、その結果は自分が背負っていきます、南無阿弥陀仏、ということになるでしょう。

仏の智慧（無分別智）の目には、この世に「常（安定したもの）楽（思い通りになる）我（確固とした私）浄（人間の描く理想世界）」はないと見るのです。しかし、煩悩まみれの分別思考はこの世に「常楽我浄」があってくれないと困ると、それを追い求めています。「苦悩」の原因は私の中味、分別思考が次元が低く、狭くて、局所的であり煩悩に汚染しているのが問題だとしているのです。

南無阿弥陀仏は「汝、小さな分別の殻を出て、大きな仏の智慧（無分別智）の世界を生きよ」の喚《よ》び声なのです。

第二章　仏教と共に生きる

「南無阿弥陀仏」と念仏する時

よき師を通して仏教に出遇うまでは、念仏すなわち「南無阿弥陀仏」に対して偏見をもっていました。それは科学が発達していなかった古い時代の産物で、死ぬ間際の人が藁《わら》をもつかむ思いで救いを求めて、「南無阿弥陀仏」と念仏していると思っていました。

仏教の教えに触れて学びを深めるうちに、自分の大きな無知と偏見を知らされました。「南無阿弥陀仏」はお釈迦さまのさとり、すなわち目覚めの内容を説いた『仏説観無量寿経』に説かれている、さとりの内容として示された言葉でした。

仏教が説かれた文献を、「経」「論」「釈」と分類して示され、釈迦が説かれたものが「経」、菩薩が説かれたものが「論」、仏・菩薩でない人が説かれたものが「釈」と呼ばれます。仏教では経論釈で権威と確かさに格段の差があります。「南無阿弥陀仏」はお経の中に示されたものです。

お経の中で、後に阿弥陀仏になる法蔵菩薩の物語が神話風に説かれています。そこには菩薩が長年修行した功徳の全てを、仏の名前「南無阿弥陀仏」の中に込めて、迷える衆生を救う慈悲のはたらきを仏の智慧によって実現しようとして「南無阿弥陀仏」、念仏の相《すがた》になってわれわれに届けようとしてはたらいていることが説かれています。「友よ、小さなカラを出て、大きな世界を生きよ」と呼びかけ、私を呼び覚まし、仏の世界に呼び戻そうとされているのです。

私より一歩先に仏教に出遇ったよき師・友が身柄全体で仏との出遇いを喜び、その感動を褒め讃える念仏の声となって、われわれの目の前に現れているのです。

私が念仏する時、仏のはたらき（智慧と慈悲）の躍動する世界、浄土という場を心が感得するようになり、仏の教えやよき師・友を憶念する時を賜る。そしてその思いが念仏するたびに持続します。そして私が小賢しさに振り回されていることに気付き、目覚め、生きる姿勢を正されるのです。そして圧倒的に大きな智慧

（無量光）と慈悲（無量寿）のはたらきの場を生きる身に導かれ、摂取不捨の利益（生死を超える）を賜るのです。

世間的な「お任せ」と仏教での「お任せ」

仏教では「仏さまへお任せ」という言い方をしますが、世間的に「お任せする」ということは、相手を信用して「お任せ」するということです。仏法では、信用してお任せということではなくて、仏の教えを疑って、疑って……、もうこれ以上疑う余地がなくなったので、仏の教えに「お任せします」となるのです。

その時、初めは疑っていた私の理知分別は仏の智慧（無量光）に照らされて、私は愚か（仏の智慧がない）であり、小賢しさのために表面的なものしか見てなかった、全体が見えていなかった。そのために迷いを繰り返していたのだと、はっきりと気付かされる展開があるのです。

対人関係で「お任せ」という時は、相手と私はほぼ同等の関係です。そして、その人の日常生活での態度、仕事への姿勢、発言する内容、生活信条、過去の信用関係でトラブルはないか、非常識なところはないかなどを総合的に判断して「お任せ」ということが起こるのです。しかし、これは破綻する可能性を秘めています。

患者が医師を信頼する場合は、医師や病院の評判、医師の過去に受けた教育や研修、臨床知識・技量や診察態度の印象で、お任せとなることが多いと思われます。その関係は分別の判断ですから、条件次第で変化するのは必然です。

仏と私の関係では、世間の人間関係の延長のような対等な関係の発想で、初めは学ぶことになります。学ぶ中で気付かされることは、私と仏は対等の関係ではなく、仏の智慧・慈悲のはたらきが量質共に圧倒的に大きい、深い、私を超えているという驚きです。

良き師を通して学ぶ仏教は、人間・人生理解に深い洞察がなされ、教えの内容や表現は細やかな配慮がなされている。仏のさとり、目覚めはまさに人間の次元を超えた世界と言わざるを得ないのです。そんな仏の世界を人生経験を積みながら感得する時、私の思いを翻して、仏の教えのごとく生きたいと願い、そして仏の徳を褒め讃えずにはおられません。その表現が「南無阿弥陀仏」です。

仏の智慧に育てられ教えのごとく生きようと転じられる

仏の無量光（智慧）に照らされるとは、照らし育てられることです。法話を聞く、仏書を読む、よき師、よき友と話をする、等々を通して、仏の智慧と慈悲の限りない大きさの内容を知るようになり、同時に仏のはたらきを身に受けて生きている人（師、友）の人格性にも触れることで教化を受けることになります。

そういうご縁に恵まれると「私を私以上にご存じの方がいた、私を私以上に大事にしようとする存在がいた」という直感みたいに、私を包み込む圧倒的に大きなはたらきを感得することに導かれるのです。

仏の智慧に触れ、自分の小賢しさの愚かさに気付く者は日常生活の中で、仏のはたらきを憶念（念仏）し、教え導かれ、教えに順じて生きていこうと転じられるのです。そして智慧の視点で、与えられた場で、与えられた役割・使命を、私の今、取り組むべき現実と引き受けて仕事に励むのです。そしてその成り行きは「仏さまにお任せします」となり、その結果は「いかなる状況になろうとも私の責任として、念仏して背負っていきます」となるでしょう。その心意気を表現した歌があります。

誠こめて放ちし矢なり念願の　まとにあたるもあたらざらんも　（九条武子）

われわれが仕事に取り組む時、「誠を込めて、矢を放とう」として、自分の分別だけを頼りに、小賢しく「一生懸命」になろうとすると、順境の時は良いのですが、逆境の時は波風が立ち、誠を尽くそうとするのだが……、時代が悪かった、人が協力してくれない、金が足りない、などなど愚痴になり、持てる力を十分に発揮できないことになりがちです。

仏の智慧に育てられ教えのごとく生きようと転じられると、順境・逆境関係なく私の周囲の諸々の状況は「私にピッタリの環境です、私を支え、教え、目覚めさせ、守り育てようとしている」と気付かされ、与えられた仕事を精いっぱいに励むのです。そして私を育ててくれた、親、ご縁のあった人たち、社会への報恩行として取り組むでしょう。愚痴を言いながら取り組むか、私に与えられた使命として励むか……、「今を生きる」その相《すがた》の輝きにきっと差が出るでしょう。

一日、一日を大切にしなければという気持ち

仏教は「今日しかない」と言って、「今の実感」を大事にします。そう言うと「明るい未来がある」ということを拠り所にして生きている多くの人は、戸惑われるでしょう。

がん末期であった知人から医療相談を受けた時、「種々の治療に効果がないのなら、治癒させる方向ではなく、種々の痛みを取る緩和ケアの方が良いのではないか」とアドバイスしたところ、彼が言った「明るい方向が見えないということは、いたたまれないいんだよ」という言葉が、とても印象に残っています。

看護の世界で有名な村田理論は、実存哲学者のハイデッガーの理論を応用していると思われます。それによると人間の存在は、次の三つの力によって支えられているそうです。

それは（1）関係の力（関係存在）……自分を取り巻く多くの人や物によって支え

られている、（2）時間の力（時間存在）……過去の思い出や未来の希望などで支えられている、（3）自律の力（自律存在）……自分の力で自分の身の回りのことができている――ということが生きる力になっているというものです。

三つのうち今回は「時間の力」について触れていきます。病状が進むと、特に死を意識することは時間存在の明日や未来というものを期待することができなくなります。死が自分の存在を脅かすことで不安が引き起こされると考えます。

仏教は、明日や未来を期待するわれわれの思考を問題とします。七十歳に近い年齢になると、職業柄同年代の患者さんや若い人たちの具体的な病や死に接することが多くなります。

死がいつ自分の身に起こっても想定外ではありません。五年も十年も先のことを考えることは不確かで、それよりも一日、一日を大切にしなければという気持ちになります。

人生経験を積むに従い、「明るい未来を」と考える傾向から「一日、一日を大切に」と変わってきています。どちらが物事をあるがままに見る視点だったでしょうか。仏教の生死一如《しょうじいちにょ》（死に裏打ちされて生がある）の教えを知らされる歩みの中で、「今日しかない」「一日、一日を大切に生きよう」の視点の方が物事をあるがままに見ているとうなずけるのです。

「死を超える道」を教える

仏教を大事にされた元京大医学部教授の東　昇《ひがしのぼる》氏（一九一二〜一九八二）が、「人間の尊厳」と題する講演（一九七六年）の中で「医学・生物学などの科学を基盤とする学問は人間が死に対してどういう態度をとればいいか、その心構えについては何も教えてくれません。死と関係の深い医学においても、人間は死に対してどうあるべきかということは指導してくれません。私たちは死生に即して文明を考える、という余裕をもちたいものです」と言われていました。

仏教は「死を超える道」を教えています。仏教では、「今、ここ」を大事にして明日はないと言います。そして今、ここに生かされていることに感謝して日々を精いっぱいに生きることができれば、その結果として「死」があっても、それは「仏さまへお任せ」になると教えるのです。ある哲学者が「死ぬ心配をする人は今を生きていない人だ」と言っていました。

乳がんと闘い二十四歳の若さで亡くなった女性の実話『余命一ヶ月の花嫁』（マガジンハウス刊、二〇〇七年）という本の中で、主人公が「明日生きているか分からない状況で皆さんに明日がくるのは奇蹟です。それを知っているだけで、日常は幸せなことだらけで溢《あふ》れています」とブログにつづっています。そして、彼女の叔母に「生きてるって奇蹟だよね、いろんな人に支えられて生きているんだよね。もう私、元気になったらすごい人間になれると思うよ」と発言しています。

生まれて、生きていることの背後にある想像もできないほどの無量の因や縁を仏の智慧で知らされる時、当たり前、当然だと思っていた私の分別思考の愚かさに驚くのです。私たちは生きていることを当たり前のことと考えて、その上で何か面白いこと、楽しいこと、得になることはないかと好奇心で周りをきょろきょろと見渡しているのです。哲学者が、そういうありさまを「市場に群がるハエ」と皮肉を込めて言っています。私たちの分別思考が翻されることが求められているのです。

「生きている身」は現実を受容して生きている

人間として生まれて、しばらくすると自我意識が発達してきます。自我意識すなわち「思いの我」が出るのは四、五歳ぐらいでしょうか。その自我は自分の身体を管理支配するかのような振る舞いをします。しかし、それも生身の尽きる前にはなくなります。「思いの我」は主人公のように生きていますが、生物学的には「生きている身」の中の一部分だからです。

とある「自殺の名所」があり、そこから道に出てきた男がいたので、村の人が「どうなさったんですか」と聞いたら、その男が「高い木で上で首をくくろうとしたら、枝が折れて落っこちた」と言うのです。それで「大丈夫ですか」と聞いたら、「いや、びっくりした。死ぬかと思った」と。自我は追い詰められて自死しようとしたのでしょう。それなのに、枝が折れて落ちた瞬間にハッと目覚めた。このエピソードには「本当は死ぬ気がないのに死のうとしている」人間の愚かさが歴然と現れています。

また、某新聞に七十代女性の次のような投書がありました。

私は生まれつき体が弱く、祖父の結核が感染して活発な生徒ではなかった。県立高等女学校を受験したが、結核のために不合格になりました。戦争中、虚弱児と障害児は非国民とさげすまされた。しかし、健康で高等女学校に行った友人は、動員された軍需工場で、米機の機銃掃射によって命を失った。

二十二歳の時に大量の血を吐いて絶対安静となり、悲観して私は死を決意しました。どの梁《はり》にひもをかけて首をつろうかと天井を眺めていたら、その天井がメラメラと燃え出したのです。私は思わず、ハダシで外へ飛び出した。近所の人が駆けつけてくれて鎮火しました。床に戻って私は考えました。「火事に驚いて逃げ出したのは、本当は生きたかったのだ」と。

この女性は「生きている身」すなわち「思いの我」を含めた全体の私の本音の心に気付いたのです。多くの因や縁が仮に和合して生かされ、支えられ、願いをかけられて存在する「生きている身」は、自我の分別の善悪、損得、勝ち負けの思いを超えて、現実を受容して生きているのです。

人間は死を抱いて生まれ、死をかかえて成長する

真宗教団連合のカレンダー（二〇二〇年七月）に信國《のぶくに》淳《あつし》師（一九〇四～一九八〇）の「人間は死を抱いて生まれ、死をかかえて成長する」という言葉がありました。

私が大学を卒業した頃、日本人の平均寿命は男・七十歳、女・七十六歳でした。その頃の人生について漠然と、六十歳の定年まで働いた後に余生を過ごし、七十歳過ぎに死ぬというイメージを持っていました。六十歳まで仕事に励み、定年後はゆっくり暮らして七十歳過ぎに死ぬという人生観です。

しかし、仏教の学びをしていると、七十歳を過ぎた今、目、耳、鼻、体力の衰えなど身体的な加齢現象からは逃れられませんが、意識、心は学びの連続です。定年までには世間的な仕事は十分にこなし、生きる上の知識も学び尽くしているというイメージでしたが、現実には七十歳を過ぎても気付き、目覚め、驚きがあり、今でも学び続けています。

本来なら、これまでの実生活を通して疾《と》うに気づくべきだったという反省の思いもありますが、それとは別の学び続ける楽しみもあるのです。世間的な知識を増やし博学になるというよりは、仏の智慧に照らされて自分の愚かさを深く懺悔させられます。そして「人間とは？　人生とは？」ということを深く、広く考えさせられて、仏教との出遇いを喜び、「人間として生れて良かった、生きてきてよかった」という思いに心が温かくなり、しみじみとした味わいが湧いてくるようです。

信國先生が言われた「死をかかえて成長する」ということ、「年を取るのは楽しいことですね、今まで見えなかった世界が見えてくるのです」という言葉が身に染みてそう思えるのです。師の言葉に「人生を結論とせず、人生に結論を求めず、人生を往生浄土の縁（人間として成長・成熟する機会）として生きる、これを仏道という」があります。日本人の現在（二〇二三年）の平均寿命は男八十一歳、女八十八歳です。恵まれたる長寿を「死への生」ではなく「仏となる生、浄土への生」に導かれて歩みたいものです。

「これでいいのだ」という言葉

「渡る世間は鬼ばかり」と見る分別思考から、「渡る世間は菩薩ばかり」と見る仏の智慧の視点への変化に導くのが仏教です。私のいとこが父親を「人が良くて、損な役回りばかりして」と見えたのは、その内面の変化が外に現れた相でしょう。「渡る世間は菩薩ばかり」と考えて世間を生きると、多くの人は「バカ」だなあと言うでしょう。赤塚不二夫氏の漫画『天才バカボン』。「バカボン」は漢字で「婆(薄)伽梵」と書きます。意味は「煩悩を超越した徳のある人」ということです。バカボンのパパの決めゼリフ「これでいいのだ」という言葉は、「すべてをありのままに受け入れる」さとりに近い境地を示しているといえるでしょう。

タレントのタモリさんが赤塚氏の葬儀で弔辞を述べられています。その一部を紹介します。「あなたの考えはすべての出来事、存在をあるがままに前向きに肯定し、受け入れることです。それによって人間は、重苦しい陰の世界から解放され、軽やかになり、また、時間は前後関係を断ち放たれて、その時、その場が異様に明るく感じられます。この考えをあなたは見事に一言で言い表しています。すなわち、『これでいいのだ』と」

生身を持って現実の時代、社会、文化、世界状況の中を生きるためには、理知分別をはたらかせて人知を尽くすしかありません。幸いにも仏教にご縁ができ、その異質性に触れて、私の理知分別の人知を生きることの愚かさ、煩悩性を照らし出され、それを超える世界の有ることに目覚めさせられました。

小賢しい分別の思考では幸せのためのマイナス要因、すなわち悪、損、負け、嫌い、苦、不安、障害、老病死などを受け取れず、迫りくるマイナス要因に愚痴を言うしかありません。そういう私を見透かして「汝、小さな殻（分別）を出て、大きな世界（仏智）を生きよ」と呼びかけ、呼び覚ます言葉が「南無阿弥陀仏」です。

呼び覚まされ、仏の世界へ呼び戻されたところに「これでいいのだ」の世界が広がるのです。

真実への目覚めは市井にある

私たちが拠り所としている思考は外の事象を善悪、損得、勝ち負けなどで考える「相対的分別」です。意識というのは自分の思考の問題点には気付かないものです。仏のさとりは、私たちが拠り所としている思考の問題点を指摘します。私たちは自己中心的に外側を見ていますから、その問題点を知らされれば驚き、それは目覚めにつながると思います。

それは人生の真実に触れている人が周りにいたとしても、知を重んじる目では日常にきらめく叡智の人には気付かないということです。叡智を問題にした心理学者のユングは、真実への目覚めは市井にあって、自らの人生を生き抜こうとする人々との対話の中で実現されたと言っています。

萩女子短期大学の名誉学長だった故河村とし子さんはキリスト教の家庭で成人しましたが、戦時中に山口県の夫の実家へ疎開。義理の両親と同居する中で妙好人のようなしゅうとめの影響を受け、仏教の智慧に感化されたそうです。戦死や病死で子どもを失っても決して暗くはならず、学問はなくても「ないものを欲しがらずに、あるものを喜ぼう」というしゅうとめの生き方に触れ、いつの間にか念仏者になったといいます。

岩手県沢内村（現西和賀町）の病院で長く院長を務めた医師増田《ますだ》進《すすむ》さんから以前、手紙である出来事について教えていただきました。昭和四十年代後半のことで、がんを患った五十代女性患者にまつわる話です。

彼女は元気になると信じて頑張っていましたが、自宅療養中、ふとしたことから夫と口論になり「お前はがんでもう治らないんだ」と言われたのがきっかけで地獄の思いに落ちました。増田さんからの説明に納得したように見せても元気は失われ、やがて病状が悪化して入院。「目を開ければ鬼が来る、目をつぶれば地獄が見える」と訴えて職員は対応に苦慮しました。すると、近くの病室にいたおばあさんが彼女のもとへ足しげく通い「死ぬのは怖くないよ。念仏をとなえなさい」と繰り返し言うのです。そのうち、おばあさんの言う通りに念仏をとなえるようになると表情は穏やかになり、笑顔も見せるようになりました。そして、安らかに永眠しました。

手紙には「田舎で長く暮らしていますと、ここの人々の生死に対する達観というますか素直さを感じます」と書かれ、最後は「本当に尊敬する村人がいたものです」と結ばれていました。

私は私でよかった

日常生活で、われわれは事に当たって何か判断する時、私にとって善か悪か、損か得か、勝ちか負けかを考えます。われわれが善いもの、得になるもの、勝ちになるものを集めようとするのは、そうすることで自分の人生を充実したものにしたいという心が働いているからだと思われます。

世間的には自分を充実させるものとして、良好な人間関係、経済的安定、社会的評価や健康等を考えます。しかし、それらは相対的なものですから、どこまで手にすれば満足することになるかわかりません。

人間を一番困らせるのが「死」です。哲学者のフィヒテは「死というものは、どこかにあるのではなくて、真に生きることのできない人に対してのみある」と言われています。

フィヒテの言う「真に生きる」とは、「足るを知って生きる」「私は私でよかった」

「完全燃焼できた」「生きてきてよかった」というような生き方だと思われます。

江戸時代の思想家で、医師でもあった三浦梅園《みうらばいえん》の書に、「人生恨むなかれ　人知るなきを幽谷深山　華自ずから紅なり」というのがありますが、最後の「華自ずから紅なり」は、私は私でよかったという「真に生きる」ことを表現した言葉と思われます。

「真に生きる」ことのできない状態を、仏教では餓鬼、畜生と表現することがあります。餓鬼とは、いつも何かを取り込まないと満足できず、常に取り込もう、取り込もうとしている状態を示します。畜生は家で飼っているペットのようなもので、飼い主の顔色をうかがいながら生きて、主体性が無い状態です。自らに由ってない、自由でない生き方です。「真に生きる」とは足るを知って、主体的に自由自在に生きることを示しています。自分に与えられた場を、「これが私の現実」と受け取れる人は、その場で精いっぱい生き切ることができるでしょう。あとは安心して「仏へお任せ」になるのです。

あるがままの私に成る

ＮＨＫの宗教番組を長い間担当された金光壽郎《としお》さんが、「私とは何か、というとなかなか分からないが、私に成ることはできる」と、ある禅宗関係の人から聞いた言葉として言われたのが印象に残っています。

仏教では、縁起の法による在り方を教えてくれます。それは私という存在は無数の因や縁が仮に和合して、「私という現象」として存在しているというものです。そして自由自在とは自らに由《よ》って在り、私自身の在り方に成り切ることなので、仏さんのことを自在人ということがあります。

私に成るとは、あるがままの私に成るということです。縁起の法では時間的、空間的無量の因や縁によって私が形づくられているということです。同時に、私と私の周囲は、切っても切れない密接な関係があると教えます。

密接な関係性があるのに、われわれの自我意識は関係性を拒否しようとします。私が小学校四、五年から大学生の頃まで、次のような不満を持っていました。

それは、何で日本に生まれたのか。何でこんな時代に生まれたのか。何でこの両親の元に生まれたのか。何でこんな容姿に、こんな能力に生まれたのかというものです。自分の現実を引き受けていくのは難しいのです。

社会人になってからも、なぜこんな上司の下《もと》で、なぜこんな部下を、なぜこんな組織の、こんな設備の病院で、なぜこの人は協力してくれないのか、なぜそんな批判を言うのかなどと、自分の置かれた状況をなかなか受け取れませんでした。

われわれは周囲の物柄を対象化して、自分の都合のよいものだけを集めることができると思っています。そして息の合った人たちと仕事をしたいとか、地域社会や家庭などでも、心の通じ合う関係でいたいと思っています。

小学校低学年で自我意識ができてから約六十年ほどになりますが、振り返ってみても、自分の思い通りに実現したことがあっただろうか。一時的にそんな気持ちになった時もありましたが、決して長続きはしませんでした。なかなか思い通りにならないことを釈尊は「人生苦なり」と言い当てたのでしょう。

「渡る世間は鬼ばかり」と「渡る世間は菩薩ばかり」

「渡る世間は鬼ばかり」という見方は、言ってみれば日常生活における私たちの思考様式です。個人差はあるでしょうが、説明しなくてもわかると思います。まず疑って考えていくというのが、「理性・知性・分別」の思考の根底にあります。強いて言えば、物事を三人称的（私と切り離し、関係ない第三者の存在として）に距離を置いて「これはいったい何者か？」と見ることでしょうか。

「家族や友人を見る時は違う」という声が聞こえてきそうですが、それはどうでしょうか。

外国の地下鉄でテロがあって多数の死傷者がいるというニュースを聞いて心配で眠れなかったという人は、その国に縁者がいる人だけでしょう。それ以外の人にとっては、どうしても他人事（三人称的な意味）になります。物事を客観的に見て、合理的に考えるという思考と似ています。これが現代日本人の発想と言っていいと思います。

これとは逆に、理解が難しいのが「渡る世間は菩薩ばかり」です。菩薩は迷える衆生（私を含む）を身内のように大悲されて（悲しまれて）、何とか救おうと心をはたらかせる存在です。前出の表現でいうと、二人称的（切っても切れない関係）に見るということです。

遠くにいても、いつもその人を気にかけている。近くに行く機会があれば様子をうかがい、声掛けをしようという密接な関係で「親しき友よ」と言い合う間柄です。これは仏の智慧の世界に通じています。

「この友は私に何を願い、何を教えよう、気付かせようとしているのか」「この事柄は私をどう支えようとしているのか。守ろう、育てよう、生かそうとしているのか」と受け止めるのです。菩薩がいろいろな姿、形になって私に迫り、「友よ、小さなとらわれの殻を出て、大きな仏の智慧の世界を生きよ」と、私を目覚めさせようとするはたらきを展開しているのです。

妙好人の浅原才市（一八五〇～一九三二）の言葉に「浄土はどこだ、ここが浄土の南無阿弥陀仏」というのがあります。念仏する時、仏の世界を深く思う場をいただき、仏のはたらきを感得して（感じ取って）、仏の智慧の視点へ導かれるのです。

「君はこれで良いのか？」

昔、研究者が米国アラスカ州北部の先住民の生活を研究するために、現地で数週間一緒に生活をしながら日常生活の実態を調査した際の話です。

調査が終わりに近づいた頃、先住民の長という人が「あなたは魂の話は何もしないのか」と研究者に問いかけたそうです。研究者が日常生活の表面的なことばかりに関心を示し、先住民の精神生活に深く踏み込んだものを調査しなかったと見られます。先住民の長は精神生活に関心を示さないことを不思議に思い、質問したのでしょう。

仏教では魂という固定したものはないと考えますが、心の奥底で、私を私たらしめているものを魂と表現することがあります。

世間での知恵は、能率や効率を考えながら仕事の段取りを決めたり、生活に必要な買い物は無駄がないよう品物や店を選んだり、互いに良い関係が維持できるように職場や地域での人間関係に配慮をしたり——と、私たちは「物の表面的な価値を計算する見方」で考えます。

食物の確保や便利さ、都合の良さ、快適さ、健康の管理などに関心を示すだけでは、先住民の長が指摘した魂や精神活動に触れることがないまま調査は終わるでしょう。

私たちは異質なもの（例えば仏教文化）に触れないと、自分の日常生活の目先のもろもろに取り組むことで精いっぱいになり、気付けばあっという間に年を重ねてしまうのです。「生きることに意味はあるのか」なんて暇のある人がすることで「私は生きることにがむしゃらで、仕事をして、夜に晩酌をして気持ちよく眠れれば、それ以上何が必要ですか」――となりがちです。

人間がふと真面目に生きることを考えることになるのは「飼っていたペットの死」「子どもが巣立って家からいなくなる」「自他の老・病・死に直面する時」と聞いたことがあります。日常生活に振り回されている私たちに心の内面の空白さがこのようなことをきっかけに「君はこれで良いのか」と呼びかけているのです。

このような時には、一歩先だって仏の世界に感動した師や友の呼びかけで、心の内面性の縁が熟していき、深い精神生活や、心の目覚めへと導かれます。

自分の理知分別で問題点に気付くことの難しさ

仏教では餓鬼というのは「あれが欲しい」、「これを手にいれたら満足だ」と、いつも取り込むことに執心している存在です。

約三十年前、私は転勤の打診を受けました。しかし、いくら考えてみても、その提示に応じることが自分にとって得だと思えずに迷っていました。それで仏教の師に相談をしたところ、「苦労するだろうけど、受けてみたらどうか」という助言をいただいたのです。

転勤から間もなく、師から手紙をいただきました。その中に「あなたがしかるべき場所で、しかるべき役割を演ずるということは、今までお育ていただいたことへの報恩行ですよ」という一節がありました。手紙を読んで「ああ、人間になれてなかった。私は餓鬼だった」という衝撃を受けたことを憶えています。

仏教では私になされた苦労を知る心が「恩を知る」ということだと教えています。当時の私は仏教の学びを続けて十数年経っており、知識として「恩」ということは十分に知っているつもりでした。

人間は皆未熟な状態で生まれて、まさにおんぶに抱っこで親に育てられ、家族や周りの人たちとの人間関係の中で成長する。そして学校教育で多くのことを教えられ、大学や職場の先輩、患者さんから育てられ鍛えられて医療の仕事がやれていたのです。仏教の師の諭《さと》しは、当時の私の事実を〝あるがまま〟に言い当てていました。

私の思いは欲まみれの餓鬼根性そのままでした。私の拠り所にしていた理性と知性は、仏教が指摘するように煩悩まみれでした。他人と比較して優越感や劣等感に揺れ動き、自己中心的な心が背後に潜み、仏教の智慧を学んでも参考意見ぐらいに考えて、自分の思いを通そうという根性でした。まさに慚愧せざるを得ない存在でした（慚愧は罪に対して痛みを感じ、罪を犯したことを羞恥する心）。

デカルトの「我思う故に我あり」という思考は、人間の理知分別に大きな信頼を置く考え方です。しかしながら、自分の目で自分の目が見えないように、自分の理知分別でその問題点に気付くということは難しいことと思われます。

人間として生まれた意味を教える物語

世界宗教（地域、民族、社会を超えて広がった宗教）といわれるものは、人間の誕生の意味や物語をさまざまな教えで示しています。しかし、宗教学者は「全ての人を納得させる普遍的のものはない」と言います。人間として生まれた意味を教える物語は仏教でもあり、私もいくつか聞いたことがあります。その中から「なるほど」と思った物語を紹介します。

中国で浄土教を花開かせた善導大師《ぜんどうだいし》という僧がいます。日本で浄土宗を広め、智慧第一（秀才）と言われた法然《ほうねん》（源空《げんくう》）聖人が「善導大師が仏教の師です」と語ったとされる人です。法然は中国に渡っていませんので、留学した僧が持ち帰った善導の著書に強い影響を受け、日本の仏教に大きな変化をもたらしました。

善導の著書『観経疏《かんぎょうしょ》』の中に、「すでに身《み》を受《う》けんと欲《ほっ》するに、みづからの業識《ごっしき》をもって内因《ないいん》となし、父母《ぶも》の精血《しょうけつ》をもって外縁《げえん》となして因縁和合《いんねんわごう》するがゆゑにこの身あり」という文があります。「私たちがこの世に生まれ出ようとする時は、自分の意志で『生まれたい』と願い、父と母になる人を縁として誕生します。自分の意志が根にあり、両親はきっかけにすぎない」という意味です。

「自分の意志で生まれたいと願った」と言っても、本人にはそんな記憶は全くありません。仏の智慧は理知分別では説明できない、物の背後に宿されている意味を見透かしてそう伝えているのです。そのことで私たちは、仏の智慧やさとりが理知分別を主体とした私たちの世界とは質が異なっていることを知らされます。

江戸時代の曹洞宗の僧侶・良寛《りょうかん》の言葉に「災難に遭う時節には災難に遭うがよく候、死ぬ時節には死ぬがよく候、これはこれ災難をのがるる妙法にて候」（訳・災難に遭ったら災難を受け入れなさい。死ぬ時が来たら死を受け入れなさい。これが災難に遭わない秘訣《ひけつ》です）という言葉があります。

現在の私たちの思考では「結局、災難を逃れてないではないか」と考えるでしょう。良寛はあるがままをあるがままに受け入れ、それでも生きていくことを伝えているのです。

理知分別を主体として科学的思考を中心とする日本の学校教育で育てられた考え方では、仏教の世界を受け取れません。異質な教えに出遇ってみて、自分の思考の殻（限界）を知り、限界を超えた世界に驚かされるのです。

聞法を通して仏の智慧に照らされて、自分の分別思考の次元の低さ、狭さ、局所的、煩悩に汚染されている等の愚かさ、無明を知らされる時、自分の煩悩具足の凡夫性は、人類の歴史が始まって以来の生死（迷い）の姿だと思わされます。それを知らしめる仏智に触れた者は、迷いを超えて仏智の世界に出たいと思うのが自然・必然でしょう。そのために、人間に生まれて、仏法に出遇うことが必要になるのです。

聞法の先輩が、「人間に生まれるために、多くの男女に私の親になってほしいと願い続けるも、断られていたところ、あなたがそんなに人間として生まれたいのであれば、あなたの親になってもいいよ、という男女が現れた。それが私の両親であった」と味わい、讃嘆されるのを聞いたことがあります。

また、ある僧侶は、自身の経験から、こんなふうに受け止めたそうです。

小学校三年生になる前に両親が相次いで亡くなり、長い間、勝手に生んで、育てずに死んだ、それが原因で私は苦労しているのだと恨んでいた。

大学卒業後、すぐにお寺の後を継いだ。大学で浄土真宗を一通り学んだが、先輩から「あなたがお寺に帰って僧侶になるというのは、ちょっと心配だ」と言われたことがある。しかし、その後、よき仏法の師と出遇い、自らのこととして仏教を勉強するようになった。

その歩みの中で、人間に生まれた意味を仏教に教えられ、その言葉にうなずけるようになった。すると親に対する思いは変化した。

自分は被害者ではなく自らの意思を内因として生まれてきたのだ、そしてその縁を両親が作ってくれたのだと思えるようになると、幼い子どもを残して死んでいった親の無念さを思うようになった。

人間は縁次第でいかなる振る舞いをもする存在です。人間として生まれた意味を教えられることで、また新たな縁に生かされていくことになるのだと味わいます。

この世の思考では解決できない問題の救いを実現する

仏教の存在意義とは何か——。そんな問いに対し、親しい僧侶は「この世の道理で解決できる問題はこの世の思考でやればいい。この世の思考では解決できない問題の救いを実現するのが仏教である」と言い切りました。私は「なるほど」と納得できました。

自分が担当した患者に、八十歳を過ぎて慢性肝炎から肝硬変になった男性がいました。大学病院の医師に三カ月に一回のペースで診察を受けながら、私の病院でも治療を続けていました。週三日の治療を欠かさず来院していましたが、平均寿命を超えてなお元気でいることを喜ぶというよりも、将来がんになることをとても心配していました。

診察時間に余裕ができたある日、世間話に続いて「仏教の勉強をしてみませんか」と勧めたことがあります。家が浄土真宗だと話すので「念仏の心に触れると、もう少し鷹揚《おうよう》に生きることができますよ」と伝えたところ、「仏教を勉強するのはまだ早い。訳のわからない『南無阿弥陀仏』だけは言いたくない。浄土なんて世界地図のどこにもありませんよ」と言われました。

長生きするために、日常生活でも人一倍健康に気を付けていた方でした。しかし、八十五歳を過ぎて肝臓がんを発症しました。専門医と相談した上で、内科的治療を続けながら経過を見ていくことになりました。

しばらく小康状態が続きましたが、私と話していた時に「運命だ。諦めるしかない」と語った姿が印象に残っています。彼は九十歳まで生きることはできませんでしたが、「老・病・死」の現実に直面しながら、さまざまな姿、心の変化を診察室で見せてくれました。

ただ、「訳のわからない南無阿弥陀仏は言いたくない」という理知の矜持《きょうじ》があったのなら、それこそ訳のわからない「運命」という言葉を語ってほしくはなかったと思うのです。

自分の思いだけを信じる自我意識は、自らの「人生の責任者」の役割を健気に果たそうとしますが、最終的には愚痴をこぼしながら「運命に身を任せるしかない……」と言ってしまう。自分の身体の責任（管理・支配）をこの世で全うすることは難しいことなのです。

仕えるべきものは仏教（仏の智慧）

古代ギリシャの哲学者アリストテレスは「人間は誰から教えてもらったわけではないが、みんな仕合わせになりたいと思って生きている」と言ったそうです。

一般的には「幸せ」と表しますが、『広辞苑』（岩波書店）には「仕合わせ」と載っています。語源を調べると、「仕えるべきものに出合う」という意味があるようです。

私たちは常日頃、仕えているものは何か。それは煩悩（欲）ではないでしょうか。私たちは欲を満たすことに満足を感じています。そして欲に振り回され、結果として苦痛を味わっていませんか。ストレス解消のためにゴルフを始めた知人がいますが、「最近は上達したい気持ちが別のストレスになっている」と言っていました。

仏教を学んでみて、「仕えるべきもの」とは仏さま（仏の智慧）ではないかと思うようになりました。

仏教の智慧を真理、真実と言うことがあります。仏教における真実とは、仏さまの智慧をいただくことによって空しく過ぎたであろう人生が実りあるものに転じた時、「真なるものが実になった」として真実の教えを受け取れるということです。

仏の教えがない人生には「空過」と「孤独」が潜在的な問題として常に存在し、時にそれが露呈します。

仏教の先輩ががんを患った時、師に宛てた手紙にこう記しています。

「お念仏、南無阿弥陀仏をいただいた故に生きることが出来、お念仏をいただいた故に死んで行けます。もし、お念仏にお遇いしてなかったなら、今ごろこのベッドの上でのたうちまわっていると思います。肉体的には大変きついです。でも、心は平安です。先生を通して沢山のお同朋をいただき、にぎやかです。先生、本当に素晴らしい人生を賜りまして有難うございました。最後の一呼吸までは生きるための努力を続けます」

仏智に出遇って、空過・流転を超えたと受けとめておられるのだと思います。

一瞬ごとを真剣に生きる

「よい生活はしてきたけれど、本当に生きたことがない」

米国の精神科医、エリザベス・キューブラー・ロス（一九二六〜二〇〇四）は、緩和ケアの仕事で出会った患者からそんな訴えを聞きました。それ以来「本当に生きるとは何か」と追求することが彼女の大きなテーマになったそうです。

十八世紀のドイツの哲学者フィヒテは「死はない。死はどこにあるかといえば、本当の『生』を見ることができない人間の死んだ目の中にあるだけである。したがって『人間は死ぬ』と言っている人は、本当に生きていない人で、初めから死んでいる人だ」と言っています。

真剣に明るく生きていたら、心も成長して未練などなくなります。未練はまだやり終えていない、まだ満足してない人の感覚です。一瞬ごとを真剣に生きた人は、どんな楽しいことが途中で終わっても「あっそう、時間切れですか、じゃあね」という感じで、さばさばと人生を終わるのです。全てを今一回限りの出来事だと受け取って、真剣に生き生きと取り組まなければいけない、ということです。

われわれは仏の智慧をいただくことで、「宿命を転じて使命に生きるという展開が起こる」と教えていただいています。自分の置かれた境遇、状況を、欲まみれの分別でいろいろ計算するのではなく、「これが私の引き受けるべき現実」と受け止めます。その上で周囲との関係性の中で支えられ、生かされ、教えられ、鍛えられ、育てられることで、粛々と念仏して自分の役割を果たす。これが「自由」です。自分のあるがままの姿をあるがままに見て、「自らに由《よ》る」ということです。

禅の言葉に「身心脱落」というのがあります。「これが私」といったこだわりや「私という存在がある」とのとらわれを手放せば身も心も軽くなることを意味します。それで本当に生きる道に導かれるというのです。

物の言う声を聞く

自我意識の分別は、自分自身や周囲の環境を好き嫌い、苦楽、優越・劣等感、格好の良し悪しなど判断しながら生きています。自我は意識の中に「我慢」（思い上がりの心）と「我愛」（エゴ）を持っていますので、自我意識が出てくると与えられた状況を当たり前と考え、今より良いものを追い求めることになります。

分別して比較すると、どんなに良い状態であっても絶対的ではなく、もっと良いものがあるから、常に心穏やかで安定ということがありません。自分の属性や周囲の状況が嫌だと言って、それらを変えたり、別の所に行っても新たな状況が相対的であることに変わりはありません。仏教では「身土不二《しんどふじ》」といって、自分の身と周囲の環境はピッタリと一致していると教えます。

戦中戦後を生き抜いた私の親の世代は、今から考えると激動の時代を生きたのです。私のいとこは父親を見て「人が良くて、損な役回りばっかりをしている」

と思っていたそうです。親が関わっていた仏教に縁ができて仏教の学びをするようになってからは、父親も思い通りにならない現実を引き受けて、「これが私の背負うべき現実、南無阿弥陀仏」と生きていったのだと受け取れるようになった。そして、父親を見る目が変わったと言っていました。一人の人間としての父親と出会い直したのです。

時代状況、社会状況など現実からは逃げも隠れもできません。自然災害、コロナ騒動、自分自身の老病死も同様です。

自分の分別で現実を損得、勝ち負け、善悪、好き嫌いなどのモノサシで見て小賢しく生きて行くと、結果として「渡る世間は鬼ばかり」となってしまうでしょう。仏の智慧の目を持って「物の言う声を聞く」。種々の現実は私に何を教えようとしているのか、何を目覚めさせよう、演じさせようとしているかという姿勢で生きていくことを教えてくれます。

ある仏教者は「宿命を転じて使命に生きる。これを自由といい、横超《おうちょう》という」との言葉を残してくれています。横超とは仏の智慧をいただく世界を示します。

命より大切なものがあると知った日

明るい未来の実現を夢見て「今を生きる」ことは、少々の苦労や困難があっても、それを背負って生きるところに喜びがあります。しかし、人生においては必ずしも順境ばかりではありません。大学の研究者の道を歩まれた尊敬する先輩が「私の三十代は砂漠の中を一人、とぼとぼと歩くような生活だった」と言われました。研究者には、必ずしも明るい未来が見えないという厳しさがあります。

私たちが歩く人生には、明るい未来が見えているでしょうか。普段の生活では解決の方法のない老病死を見ないように、考えないようにして生活しています。

九十歳を超えた男性が頸椎損傷《けいついそんしょう》で四肢麻痺になって入院しています。頭はしっかりとして、リハビリでもう一度歩けるようになって奥さんと一緒に台湾旅行に行きたいと言われています。しかし、医学的に見てそれは不可能だと思われます。これは、まさに老病死の現実に直面しているのです。この患者さんは老病死を受容するという発想は全くありません。それは「諦め」になり、人生の敗北だと思っているからです。

頸髄脊損《けいずいせきそん》によって四肢麻痺となり、その後キリスト教によって救われた星野富弘さんは口に筆をくわえて絵を描かれています、その絵に「いのちが　一番大切だと　思っていたころ　生きるのが　苦しかった　いのちよりもたいせつなものが　あると知った日　生きているのが　嬉《うれ》しかった」という自分の言葉を添えています。

日常の生活では、幸せになるためのプラス要因を増やして、マイナス要因を減らすことが当然だと思って生きています。しかし、この老病死は幸せのためにはマイナス要因ですから、それを受容することが難しいのです。臨床の現場で高齢者から発せられる言葉は、まさに愚痴になっていることが多いのです。その中で、星野さんは四肢麻痺という障害を受け止めて逞《たくま》しく生きておられます。

ない物を欲しがらず、ある物を喜ぼうよ

仏教学者が、科学的合理思考を尊重する多くの日本人の生き方を「心の内面から湧き出るような悦びがない」と指摘しています。

何かを欲する時、英語ではI want……と表現します。wantの名詞形は「不足・不満・困窮」という意味です。イキイキと明るい方向性を目指して欲しいものを集めていこうとしますが、心の内面に不足・不満・困窮があることを示しています。それを満たすためのイキイキした欲求ですから、「内心境に渉る」というように心の内面が表情に出るのでしょう。これを仏教では「餓鬼」と言います。

妙好人という仏教で篤信の人の言葉に「ない物を欲しがらずに、ある物を喜ぼうよ」というのがあります。この言葉には、仏の智慧をいただいて生きる者のたしなみがあります。

ローマ時代の哲学者エピクトテスは自分の周囲の状況を自分の権内にあるどうにかできるものと、そうでないものを峻別して、どうにもできないことは受け入れ、どうにかできるものは自分の考えで最善を尽くしたそうです。その両方の状況を踏まえた上で自分が何を演ずる（行動する）ことが期待されているか、自らの置かれた状況に由って、じっくりと思考して行動することを「自由」（自らに由る）というそうです。

キリスト者の渡辺和子氏は「置かれた場所で咲きなさい」という言葉を残しています。『夜と霧』の著書で有名な精神科医フランクルは「人生に何かを期待するのではなく、この人生は私に何を演じさせようとしているか」を考えることが大事だと言っています。

神学者の森本あんり氏は「自由とは本来、自分の欲望の赴くままに生きることではない。古典的な理解では、むしろそれは隷属であって、自由とは自己統治を意味する」と言っています。「人は生まれながらに自由なのではなく、習慣と学習と徳育によってはじめて自律し、自由になる。だから一般教養の教育が必要なのである」と指摘していました。世界は有限ですが、私たちの欲望には限りがありません。だから人の自我意識が充足することはあり得ないのです。

人生においては、自分の手でつかみ取るだけでなく「与えられている」という感謝の感覚を持つことも大切です。文化の深みには、宗教が織り込まれているのです。

能動性から受動性に変わる生き方

私たちは両親を縁として命を賜り、そして名前を付けてもらい、育てられ、食べたり飲んだりした物で身体が成長しました。自然と日本語を身に付け、思想・考え方も教えられたいただき物です。

全ての瞬間が死に裏打ちされている「生」を、自我意識の私が生きているのです。仏教は「いつも今をいただいて生きている」という事実に目を覚ませと、知足（存在の満足）の世界を教えているのです。

私たちは「私が生きる」というように、「私が……、私が……」と全て「私」から始まるように発想しています。私の現前の事実を客観的に俯瞰して見ると、「私は種々のご縁の中で生かされている」と受け身的に見ることができると思います。

生き方が私を中心とした能動性から自然な在り方の受動性に変わると、「生まれた」は「命を賜った」となり、「生きる」は「生かされる」、「考える」は「考えさせられる」となります。それは「私が人生の主人公ではなく、自然のありようが主人公だった」ということです。

自然のあるがままに生きることを仏教は「自らに由る」すなわち「自由」といい、無数の因や縁が集まって「縁が熟す」と表現します。自由とは本来、仏教の目覚めの言葉なのです。そこには生老病死の四苦を超える道、自由自在に生きる道が教えられているのです。

ただ思いや欲望を満たそうとする餓鬼や煩悩の奴隷である畜生として生きるか、それともあふれ出る知足の思いで世界を共に生きたいという菩薩の願いをわが願いとして生きるか。それは「面々《めんめん》の御《おん》はからひなり」（『歎異抄』）という選択を迫られているのです。

第三章　医療と仏教の協働

医療と仏教

世間では「生きているうちが医療で、死んでから仏教」と考えている人が多いです。医療と仏教に長年関わってきて見えてくるものとして、（1）医療と仏教は共通に「生老病死の四苦」を課題としている、（2）世間での現実的な関わり合いの中で抜けている領域がある――ということです。

どういうことかと説明すると、医療は治療ということが主な関心事で、医学情報も診断・治療に関することが圧倒的に多いです。治療をし尽くした後や治療できなくなった病状に対して、医療情報が急に少なく、関心が薄くなっているという事実があります。

医療界は、回復不可能な「老・病・死」に直面した患者への対処として、一部緩和医療への関心は出てきていますが、現実的には対処方法、手段を持たないのです。

一方仏教は本来、生老病死の課題に取り組んでいるのですが、世間一般の関心事は死後の葬儀や法要に関わる内容が多くなっています。

現実的に両者を合わせて考えてみると、治療できない「老・病」に直面してから「死」までの間には関心が薄くなっています。それは人間が一番見たくない現実かもしれません。回復不可能な「老・病」、そして「死」に直面する時こそ、老・病・死の苦が現実のものとなるのです。

この時に医学・医療は身体的な痛みには対応できても、「苦悩」への対応は難しいでしょう。この領域こそ仏教の四苦を超える教え、仏法が期待されるところであり、真価を発揮できるところです。仏教は二千数百年の思索の蓄積が仏教文化として残されてきています。

仏教への関心を持ち始めた頃は、仏教の教えも世間にあるいろいろな情報の一つであるという位置付けで考えるのは自然なことでしょう。

そして仏教の知識を学びながら、私の救いや癒しに利用できるかどうかを考えがちであります。しかし教えを学び、仏の心を訪ねていくと、こちらの想定を「超えた」という表現がぴったりするような圧倒的な大きさ、深さ、周到さに驚き、感動させられるものです。

仏教に出遇い感動する、目覚め、さとり、気づきの仏の智慧は世間の発想、常識を超えた世界です。だからこそ老病死の苦を超える世界に導かれるのです。

続・医療と仏教

医療文化と仏教文化を比較、検証します。どちらも「生老病死の四苦」の課題に取り組み、私たちの日常生活に深く関わっているからです。「人間とは？ 人生とは？」という問いに両者はどのように答えているか。私たちはどちらの答えに納得していけるかということでしょう。

医療文化が根拠にしているのは科学的思考です。客観性を重視して、いつ誰が見ても、どの視点からでも齟齬《そご》がなく、実験による再現ができるものと考えます。多くの現代人は、事象を対象化（私とは無関係な三人称的に見る）して客観的に観察、思考しています。私たちの日常生活になくてはならない思考方法です。

科学的思考は物事を細分化し、しっかりと観察、分析して個々の事象のからくりを計算的に解き明かしていきます。そして、機序（背景にある仕組み）を考えて局所的なものを再統合して全体の相《すがた》を見極めるという方法です。医学は体の各部の仕組みや働き、病気の機序、さまざまな治療法の利点・欠点を総合的に考えて全体像を把握し、治療という名の下に管理、支配して健康で長生きを目指していくのです。

一方、仏教の智慧は仏のさとり、目覚めの思考方法です。医療文化のような局所的な思考ではなくて、物事の全体を（人間で言えば人生全体を）重視して考えていきます。

これは根源的思考とも言われますが、私たちの日常の考え方とは異質なものです。分別してわかろうとするのではなく「物の言う声を聞く」という思考です。「この現実は私に何を教えようとしているのか、何を気付かせようとしているのか」と考えるのです。

たとえばマージャンでは、最初に配られた牌（手持ちの札）が悪いという理由で対戦を拒否したらゲームになりません。与えられた牌の中で最善の策を考えていくことを競うのです。目の前にある事実に対処していくマージャンは、与えられた境遇の中で人生をいかに生きるのか――という仏教の発想に似ているかもしれません。

「人間の生命《いのち》」を考える視点の違い

家族と同居していたおばあちゃんが病院へ入院したが、治療の甲斐もなく亡くなった。これは、おばあちゃんに可愛がってもらっていた小学校一年生の女の子と父親の会話です。

女の子「お父さん、病院は病気をよくする所でしょう」

父親「そうだよ」

女の子「それなのに、どうしておばあちゃんは死んだの」、「おばあちゃんが悪かったの」、「看病した私たちが悪かったの」、「それとも病院が悪かったの」

父親「……」

「どうして死んだの」という質問に、医療関係者は「進行がんで今の医学では治療できなかった」と、病名を出して説明するでしょう。もしお釈迦さまに同じ質問をすると「人間に生まれたからだよ」と答えるだろうと多くの仏教者、仏教学者は考えます。

医療者の答えもお釈迦さまの答えも両方とも間違いではないでしょう。しかし一般的には、質問に対する正しい答えは一つであることが普通です。私が「医療文化と仏教文化」と題して書かせていただいているのは、医療も仏教も共通の課題、生老病死の四苦に取り組んでいることを念頭においているからです。

同じ人間の生命を考えているのに、医療者と仏教者で(死亡原因に)違った答えが出るのはなぜでしょう。二つの答えがあるのは医療者と仏教者の「人間の生命《いのち》」を考える視点が違うからでしょう。

医療者は生命現象を客観的に観察して、身体の構造や健康を維持する働き、病態、薬剤の効果などの知識を生かして治療をします。それは、体を健康な状態に戻し、維持できるようにしようと努めようという視点です。そこでは、生命現象を終わらせるのは病気や外傷などです。それで、死因となった病名を説明するのです。

一方、仏教では「人間とは?」、「人生とは?」という大きな視点で人間のありようを見ます。よって答えが違います。それは医療者と仏教者の視点の違いであり、生物学で観察した医療者の客観的な所見を否定するものではありません。

「死んでしまえばおしまい」と「死後はわからない」

医療の世界では「死んでしまえばおしまい」と考え、老病死はあってはならない、元気な「生《せい》」の状態（健康）へ戻そうとして治療します。それが救命・延命につながっています。

私たちは自分の死を意識することはできません。生まれたことも意識にはありません。物心がついて自我意識が発達した時に、生まれたことを意識するのです。奇妙なことに私たち人間は自分の意識で、生まれることや死ぬことを知ることができないのです。

お釈迦さまはさとりの言葉として「不死の法を得たり」と言われたとされています。私たちの意識では、死後の世界を客観的に理解することはできません。だから、現代の日本人の多くは死後の世界、極楽（浄土）、地獄の世界を信じることはできないのです。それが「私は無宗教です」という発言に結び付いていると思われます。よき師を通して仏教に出遇うまでは私もそうでしたから、その考えはよくわかるのです。

しかし、仏教に触れるようになってから、死後の世界がわかるようになったかと問われれば、依然として「わかりません」と答えています。それなら「どうして医療と仏教の協力」に取り組んでいるのかと問われるでしょう。

ただ仏教の教えをいただくようになってから、「人間とはどういう存在か」「人生にはどういう意味があるのか」という本質的な人間の在りよう、人生の物語を考えるようになりました。そして、それまでは当たり前だと思っていた自分の考え方、特に科学的な合理思考が絶対ではない、相対的なものであることを知らされたのです。そして「死んでしまえばおしまい」と言うのは独断であり、むしろ「死後はわからない」と言う方が正確だと思えるようになったのです。

それは例えれば、給与日が近づいたサラリーマンが財布の中を見て「たった一万円しか残ってない」と思うか、「まだ一万円もある」と考えるかという違いでしょうか。分別に振り回されて一喜一憂するか、ちょっと距離をおいて、心を冷静にして仏の視点で思考するかの違いといえるかもしれません。

「病気」を診るのではなく「病人」を診ましょう

経験を積んだ良識ある医療者の多くのは「病気を診る」のではなく「病人を診ましょう」と若い医師にアドバイスをします。人間の全体像を見ることの大切さです。しかし、医師に人間の全体を見るということを期待するのは無理なように思われます。それでも最初から無理と言うのではなく、努力してもらいたいという気持ちはあります。

現在の医学生は、私が卒業した五十年前の三倍以上の医学知識を在学中に覚えないといけないと聞いたことがあります。

病状を詳しく聞いて観察することが基本ですが、全身症状を把握するには、局所の観察だけではなく病人全体の観察が求められることがあります。同時に、信頼性のある医療情報と引き合わせながら診察することが必要です。そのためには医療者として常に医療情報の更新が求められます。

人間の全体像を把握するには、いわゆる五官（眼・耳・鼻・舌・身）による観察が大切です。その上に心理学・精神科学による精神活動の観察・思索が必要です。

精神科医で作家の加賀乙彦氏は死刑囚でキリスト教の洗礼を受けている若者と

の対話を十六年続けましたが、受刑者が四十歳の時に刑が執行されました。そして、最後の三年間に彼と文通したという女性から六百通の往復書簡をいただいたそうです。その後、死刑囚の母親からも遺言として母子の往復書簡が送られてきて、それらを十年間をかけて読み通したそうです。

それまでは自分なりに死刑囚の人間像を把握している自信があったのに、女性と、そして母親との対話から三様の人間像が見えてきてビックリしたと講演録に出ていました。人間の全体像の把握は通常の思考だけでは困難と実感したそうです。さらに、生きる死ぬにかかわる場合には、哲学・宗教学的な人間の内面的な精神生活にも配慮が願われます。仏の智慧（無量光）に照らされて内観し、人間の深層心理の広がりや全体像を垣間見る時、その広がりにまさに目が覚めます。

宗教哲学者の大峯《おおみね》顕《あきら》師は、「その内観の世界を知らずに人生を終わったら、人生の半分を味わわずに終わったことになります」と述べました。人間の全体像を見ることの深さを教えられます。

命の長さだけでなく質が問われる

ある哲学者の「宗教は価値の世界ではなくて意味の世界」という言葉に出あった時、私は「知恵」と「智慧」の使い分けについて、すっきりと整理ができました。それは、知恵は世間的で「ものの表面的な価値を計算する見方」、仏法の智慧は「ものの背後に宿る意味を感得する見方」との説明に通じます。

同じことを、ある哲学者の思索で説明できます。それは、「人間の思考は計算的思考と全体的（根源的）思考に分けることができる」というものです。

計算的思考は事物や現象に対する「いかに、どうやって（英語のhow）」という疑問を解明する時に使います。物事の仕組みやカラクリを分析して、その結果を統合して管理しようとする思考です。

全体的思考は「なぜ（英語のwhy）」の意味を問うのに、分析的ではなく全体的に見ようとするのです。「物の言う声を聞く」という姿勢です。この現実は私に何を教えようとしているか、目覚めさせようとしているのかと受け取って、その内容については管理しようとしない態度です。人間として生まれた意味、生きる意味を考える仏教的思索に近いと思われます。

医療は患者の病態を把握し、最新の知見や治療法を駆使して健康で長生きできるようにと管理してきました。その結果、日本は世界に誇れる長寿社会を実現しましたが、昨今は命の長さだけではなく、質が問われるようになってきました。欧米では「患者の生活の質が改善しない」と判断され、二十数年前に止めたような処置を日本では続けているという現実があります。それは国や地域の命に対する文化の違いなのでしょう。

価値を考える場合、数字で表せる「量的な尺度」は、私たちの五感に訴えかけるのでわかりやすいです。ただ、生命や生活の質を考える時、質の領域の基準は一人ひとりの精神生活の深さによって違ってきます。表面的な快適さや便利さ、感触の良さに基づいて決めるのと、人間に生まれてよかった、生きてきてよかったという精神生活に力点を置くのでは、生き方の選択が違ってきます。客観的に示せない意味や質的な内容は、評価の対象として扱うことが難しいのです。

一人の人間の全体像を正しく見ていない

曹洞宗の道元禅師の言葉に「生から死へと移るのではない―生より死にうつると心うるは、これあやまりなり―」というものがあります。

仏教では、われわれは様々な因や縁の集合体として存在していると見るのです。そして、生まれる前も死んだ後も何らかの因や縁の集合体という「在り方」をしていると考え、受けとめるのです。その過去や未来の存在様式はわれわれの思考を超えた在り方だと推測するしかありません。

道元によれば、今生きている「生」というのは一つの領域であって、一刹那一刹那ごとに初めと終わりで囲まれていて因縁の集合体として、生死一如《しょうじいちにょ》として存在し、完結している。同じように死後の未来も、存在様式は因縁の集合体であり一刹那ごとに囲まれて完結して存在しているだろう、と考えるのです。そして、生きている間は生死一如の表の生の姿が露出している「生」だけの存在様式で存在し、普通に考える死のあり方とは無関係です。死ねば生死一如の裏の死が表面に出る「死」だけの存在様式になっていくだろうと想像します。

臨床の現場では、一人の患者の状態が悪くなる時、変化の様を診察しながら観察することになりますが、そこでは「生から死へ連続的に移ると考える」ことになります。医学的に見ると、身体的にはそう観察されるかもしれないが、一人の人間の全体像を総合的に感得する仏の智慧の眼で見ると、それは「全体を正しく見ていない」ことになります。

一人の人間を身体的に観察して客観的に把握したと考える全体像で、その人の社会的存在、歩まれた人生の歴史的存在の面や心や精神面などをすべて包括した全体像を考える時、医療の準拠する科学的思考の客観性ということはその人の一部分的な受けとめであって、全体の把握になってないことが懸念されます。

「丸腰患者」と「三丁拳銃の医療者」

以前、「死の臨床」研究会の研修会が福岡で開催されました。これは医療者の参加する学問的な研究会で、四十数年の歴史があります。

この研修会の中に「死生観をともに育む」というテーマのシンポジウムがあり、私も演者として発表しました。死生観とは辞書には「死と生についての考え方」「生き方・死に方についての考え方」と記述があります。

昭和の時代の医療界では、がんなどの悪性の病気は患者本人に本当の病は告げないという雰囲気が圧倒的でした。それが人権意識の高まりと欧米医学の影響で平成の時代は事実を告げるようになったのです。

昭和の終わり頃、胃がんの術後再発をきたした仏教学者への関わりを持ちました。この患者は「病気がよくなったら論文や著書を仕上げないといけない」と言うので、家族と相談して真実の病名・病状を告げて仕事に取り組んでもらうことになりました。

主治医が告知をしたという連絡を受けて病室を訪ねたのですが、入室した瞬間の衝撃は今でも忘れられません。まさに「言葉を失った」のです。外科の責任者として、それまで患者のどんな質問にも対応できる自信を持っていたのに、告知した後は死が予測される患者との対話ができなかったのです。

それまでは病名を伏せた上の嘘の説明であって、いわば「ごまかしの対話」に自信を持っていたのです。死を前にした患者との対話の訓練など全くできてなかったのです。その時、これは日本の医療界全体の問題だと思いました。平成の三十年間が過ぎて「死生観をともに育む」がテーマになっているのは、医学が拠って立つ科学的な思考では「人間の死に対してどうあるべきか」すなわち「死の受容」ということを導き出せないからでしょう。

患者にがんという病名を告げると、患者は治療の情報では圧倒的に弱い立場を感じ、医療者は豊富な知識・技術を持っているという関係になります。先輩の外科医が胃がんで患者の立場で手術を受ける時、「丸腰の患者と二丁拳銃を持つ医療者」という渡ることのできない溝があることを感じたと言われていました。

医療現場では死を巡る両者の対等な対話ができる文化・信頼関係が求められます。

患者の苦悩に寄り添える医療人となることへの願い

大分大学医学部医学科と看護学科百六十名を対象にした入学時の健康科学概論講義の一コマを毎年担当しています。「人間の苦悩にどう対応するか」という趣旨の講題で、医療と仏教の協働というテーマの講義をしています。講義の後、学生たちから「仏教の講義を初めて聞いた」「医学と仏教が同じ生老病死の四苦に取り組んでいると初めて知った」などの感想がありました。

一九九五（平成七）年のオウム真理教によるサリン事件では、高学歴の人たちによる凶悪犯罪に驚かされました。その後も宗教がらみの事件はマスメディアでよく目にします。宗教教育に接点がないままに大学生になった人には「宗教は怖い」というイメージを持っている人も多いようです。

私が大学生になった時も、宗教に関しての知識はほとんどありませんでした。剣道部の友人が入寮していたことと、医学部と法学部の先輩がボランティア活動をしていて、その手伝いをする学生は部屋代がタダということに引かれて「仏教青年会」の寮に入りました。一宗一派にとらわれず、広く仏教の教理を会得することを目標にして、インド哲学の教授が指導・監督をするという組織です。毎週一回早朝の勤行、寮の掃除、月一回の仏教教理の勉強会などが宗教的活動でした。多くの会員は同じ釜の飯を食うという寮生活を楽しむことが主な目的で、仏教の学びはお付き合い程度という人がほとんどでした。しかし、私は会の学生総務を担当していたので否応なく仏教への縁が深まり、人生の方向性を決定するような貴重な学びの機会に巡りあうことができました。この幸運に感謝せずにはいられません。

その経験から思うことは、気付き、目覚め、さとりを教える普遍的宗教は存在しており、私たちは時代、地域、社会を超えて広がった世界宗教を見極める目を持つことが大切だということです。

人間を「欲望する存在」と受けとめる時、普遍的宗教というのは、欲望の満足ではなく「存在の満足」の目覚めに導くものです。宗教を「偽り（迷わせる）」「仮（真《まこと》に導く）」、「真」と区別することができますが、理知分別でしっかりと見分けて宗教文化の普遍性を学んでほしいです。医療の世界において患者の人間性、人生の全体に配慮できる能力を培って、自分の分際を見極めながらチーム医療で患者の苦悩に寄り添える医療人になってくれることを願うばかりです。

医療と仏教は同じ課題に取り組む

大分大学医学部医学科・看護学科や、以前奉職していた龍谷大学文学部の講義で「医療と仏教は、同じ生老病死の四苦を共通の課題にしています」という内容の話をすると、多くの学生が「医療と仏教が同じことを課題にしているというのは初めて聞きました」という反応を示します。医学の進歩によって、確かに医療は多くの病気に対応することができるようになりました。現実問題として言えば、老病死を先送りすることで、統計的には日本人の平均寿命は世界に誇ることのできる水準になっています。

ただ医療と仏教が同じ課題に取り組むと言っても、「平均寿命を延ばすために仏教は何か貢献しているのか」との問いに目に見える貢献はしていません。そうではなくて、仏教は「生老病死という四苦」への対応に力を発揮しているのです。そのヒントはドイツの哲学者フィヒテ（一七六二～一八一四）の「死ぬ心配をする人は、『今』を生きてない」という言葉です。

この言葉で思い出すのは、がんによって四十九歳で亡くなった親しいいとこの嘆きです。病状が進み治療の見込みが立たなくなった時、私が「病気を良くすることより、症状の緩和に重点を移した方がいいかもしれない」という趣旨のアドバイスをしました。すると彼は「明るい方向が見えないというのは、いたたまれない」と言うのです。それを聞いて、私には次の言葉が出てきませんでした。

私たちの世代は、戦後の貧しい時代から右肩上がりの経済の発展の中を生きてきました。貧しかった当時の状況からすれば「現在の豊かさに何の不満があるだろうか」と思います。それでも、その満足は「足るを知る（知足）」というものではありません。

私たちは日頃の生活で量的に測れる領域で満足を目指しています。しかし、都合よくいっているうちは一時的な満足は得られますが、すぐにそれが当たり前になってしまって、これで十分だと満足する知足の思いがなくなるようです。大腸がんの手術を受けた人が、しばらくの間は助かったと喜んでいたのに、一年もするとその思いは忘れてしまったと言っていました。

日頃、分別の思いや願い、欲を満たすことで満足が得られるという私たちの思考方法、明るい理想を目指す理想主義を仏教は「無明」「智慧がない」と言い当てているのです。

医療の世界の深さ、広さ

全人的医療と言われるようになり久しい、大分大学医学部でも総合診療・総合内科学講座があり、総合診療の専門医を多く誕生させています。

医療と医学は同じことだと私は漠然と思っていました。しかし先日、『日本医事新報』に載っていた、医学教育に関わる一人の医師によるコラムが目に留まりました。かって油をかぶって自死未遂をした患者を担当した時の経験を示し、「誰もが納得する医学教育は実施するが、心理、倫理、宗教、法律などを含んだ医療は教えるのは極めて難しい」と書かれていました。

難渋しながら広範囲熱傷の急性期治療を超えて人工呼吸器から離脱するも、救命の確率は半分以下。家族は治療を希望せず、その後の難しい治療に医療者が取り組んでも、長期のリハビリやどこまで日常生活に復帰できるかなど先も見えない。明確な治療方針の答えが出ない局面で、今後の治療を受けるかどうかを本人に問うた時、「治療を受けたいです、お願いします」と言われたそうです。その時の病室内の重苦しい空気を今も忘れられない、と述べていました。

医療は医学の応用であり、医学知識は年々増えています。医療者は最先端の医学知識を学び、それを応用して救命・延命に取り組んでいます。注意深い細やかな対応、治療方法や時期の決断を迫られこともあり、ストレスを感じることも多いでしょう。明確な答えがあるわけではない生命倫理的な課題や社会的な局面、これらの問いにも、医療者は向き合うことが求められます。

コラムの中で、医師は「医療の世界は限りなく深く広いということを認識させられた」と報告していました。そして「患者の背景や経緯を知った上で行った医療に、最後まで表に出せない自己の内面（善悪、苦楽、医療者の負担の多い少ないなど）の負の感情をゼロにできなかった」と告白されていました。

本当に生きることとは何か

最近、「本当に生きることとは何か」ということをテーマにした研修医の感想文に出会いました。それは次のような内容でした。

――内科病棟で担当している患者に「どうして私が死ななければならないのですか」とか「私なんてこれ以上長生きしてもしょうがないですから」と言われることがある。私は「そうですね、そう思うぐらい辛いのですね」と紋切り型の返答しかできない。彼らは迫りくる死を前にして、「自分は何のために生きてきたのか」という問いに取り組んでいる――。

日本人にとって、都度ごとに自分の人生を振り返り、意味づけを行うことは相当難しいようです。患者本人は「本当に生きる」意味を見い出せずに衰弱し、意思疎通できなくなっていきます。家族は黙ってその姿を見ている罪悪感に耐え切れず、最大限の医学的治療を求める。そして医療者は回復の見込みが薄く、生命の質（クォリティー・オブ・ライフ、ＱＯＬ）向上に役立たない治療を余儀なくされます。

家族と医療者は患者のように死を前にした苦痛を感じていないし、日頃からわざわざ「本当に生きる」意味を考える時間も必要もありません。だから患者は本当に生きる意味を一人で探さねばならず、私たちはその姿に戸惑いながらも寄り添うことしかできないのです。

最期に患者が亡くなると、医療者は「◯◯さん、亡くなりましたね。頑張りましたね」などと言い、本当に生きる意味を考えることから逃げます。日本の終末期医療には、患者本人ではなく家族の満足度を上げるための消耗戦の一面があると感じます。

日本での臨床宗教師（終末期の人の精神的な支援をする宗教者）の制度の創設に大きな貢献をし、自身も進行した胃がんと付き合っていた宮城県の岡部健医師（故人）は「日本の文化はいつの間にか死に行くものへの道しるべを失っている」と述べています。この課題解決に向けて、宗教界への期待を寄せています。

患者さんが老病死に直面した時、「私は誰なのか」という実存的な課題に向き合うことを余儀なくされます。この人間として生まれた意味や生きる意味（物語）、死んでゆくことの意味などには科学的思考では対応できません。哲学や宗教的思考が求められるのです。

生死を超える仏教と医療の協働への願い

医療と仏教は人間が生まれて、生きてゆく過程で年齢を重ね、そして時には病気をして、いつかは死ぬという「生老病死」の苦悩から救い、解決することを目標としています。

　政治家は国民の声を聞いて、私たちを取り巻く社会制度や経済状況、医療制度などを良くして問題を解決しようとします。人間社会は、このように社会制度を改善することで苦悩を少なくしようとしてきました。しかし、私たちを取り巻く社会は次から次へと問題を抱え、その解決に右往左往しているのが現状です。

　医療と仏教に長年関わって思うことは、人間存在をどのように考えているかということが大切だなということです。戦後の貧しい時代を少しだけ体験した世代としては、経済的に豊かで物が十分にあり、平穏な生活ができれば幸福な社会だと思ってきました。

　それも国民の勤勉さで実現してきましたが、昨今の新型コロナウイルスの世界的流行は、改めて「老病死」の問題を身近なものとして突き付けるものでした。よく考えてみると、生きている私の「身」は痛い、かゆい、苦しいという訴えは時々しますが、周囲の現実を受け入れています。しかし理想を追い求める自我意識は、状況を「困ったな！」と不安や苦悩に揺れ動いています。

仏教を勉強した社会活動家が、「種々の運動に取り組んでいると、人間の内面の問題が非常に〝粘《ねば》い〟と気付く。いかに理想的なことを決めても、人間の内面の問題は少々の簡単な社会運動では解決しないということに突き当たる」と言われていました。「政権側がいかに小賢しく政策を進めても、その政策の受け皿である人間に受け入れる性質がなかったら、政策とはなり得ないし、成功しない。つまり、人間の性質や本質が見究められずにはその実現成就はない」というのです。

コロナ騒動で身近になった「老病死」の問題は、医療で救命・延命し、いかに先送りしても「死」の前には敗北です。生死を超える仏教と医療の協働が願われます。

よき死を包括する医療へと転換していく流れ

終末期の医療で、痛みや不安を和らげる緩和ケアがあります。二〇一〇年に英国であった緩和ケア関連学会で「よき死（Good Death）を包括した公衆衛生的アプローチ」という発表がありました。その発表直後、医学関係の新聞は「この発表内容は緩和ケアの対象をすべての疾患に拡大するという、医療における第三のパラダイムシフト（考え方・認識の枠組みが大きく変わること）だ」と紹介しました。

それは医療の中でこれまでタブー視されてきた「死」を「誰にも訪れる必定」と捉え直し、これを機に、それまでの治療（Cure）を目指す医療から、よき死を包括する医療へと転換していくという流れが、医療界に初めて出てきたのです。

医療の第一のパラダイムシフトは、近代医学の発展による感染症の克服です。日本では一九五〇年代に結核による死亡数が大きく減少しました。第二はホスピス運動です。治癒を追求するあまり、人間を生物学的モデルのように扱い人間性を剥奪してきた医療現場へのアンチテーゼ（対立命題）です。ひたすら延命を目指し、生命の質への配慮に欠ける傾向があった時代を見直すというものです。

現在、日本では緩和ケア病棟に入院できるのは、エイズとがんの患者だけとされています。しかし、「さまざまな疾患に対して終末期ケアを拡大していく」という方向性が出てきたことで、タブー視してきた死を「良き死」として医療の対象にしました。これが第三のパラダイムシフトと言われるゆえんです。

医学・医療は合理主義や唯物論的科学を基礎としているので、生命活動を終わる死や死後などについては基本的に研究の対象としていません。医学は「良き死」という課題をどう考えていけばよいのでしょうか。尊厳死や安楽死、自然死（老衰死）、満足死などが思い浮かびますが、それだけでいいのでしょうか。

医療現場では「死んでしまえばおしまい」と考え、中には「人間は死んだらごみになる」と言う人もいます。しかし、そのように言っていた人の子どもが病気になり、子どもから「お父さん、死んだらどうなるの」と聞かれた時、「死んだらごみになる」とは言えなかったと告白していました。子どもに説明できないような生き方を私たちはしているのかもしれません。

医療でのクオリティ・オブ・ライフ（QOL・生活、生命の質）

食べるための仕事に「忙しい、忙しい」と言っている間は、生きることの意味なんて考える余裕がないという人がほとんどです。「何のために仕事をするのですか」と問われれば「生きるためです。食べなければ死ぬでしょう」となります。しかし「食べても死にますよ」と言われれば、返答に困ります。食べても死ぬということがわかると、生きることの意味が問題になってくるのでしょう。宗教や哲学は、その問題を思索してきたのです。

医療福祉の領域で、クオリティー・オブ・ライフ（QOL、生活・生命の質）が問題となることがあります。

救命・延命を至上命題として病気の治療をした結果、患者さんの生命を助けることはできたものの、治療後に意識障害が残り、寝たきり状態の長期の療養が必要となってしまった――。このような患者さんのＱＯＬは家族や医療者に悩ましい問題を投げかけることになります。

「食べなければ死ぬでしょう」の発想が、鼻や胃に管を通して栄養を送る経管栄養や、血管から栄養を送る点滴による治療になっていきます。日頃「生きることの意味なんて暇な人の考えること」と言う人でも、病状によっては自分や家族の治療の選択を迫られ、命の大切さを考える時、生きることの量（長さ）ばかりでなく、質を考えざるを得なくなるのです。

命の危機にさらされて医療機関を受診した患者さんに対して、医師は助ける方法があるのに、その治療をしない場合は、法律で罰せられる可能性があるそうです。しかし、治療後の療養で患者さんに不自由さや苦痛を強いるだけになるとすると、治療をするかどうかは患者や家族、医療者を非常に悩ませることになります。

医療現場では治療の実施に関しては医療者から患者、家族に十分な説明がなされた上で、本人および家族の同意がそろって開始されます。これを「説明と同意（インフォームドコンセント）」と言います。治療の相談の時に経験のない患者本人や家族は治療後の生活・生命の質まで見通せないために、そのような問題が起こるのです。

医療現場での「臨床宗教師」

人間が生まれる機序（仕組み）は生物学や医学でかなり解明されてきて、不妊症の治療にも応用されています。しかし、「人間に生まれた意味はどう受け取ればよいのですか」と質問されても生物学者や医学者は「その疑問に答えるのは私たちの領域ではありません」と答えるでしょう。

科学は英語の疑問詞「what（何）」「how（どのように）」で始まる疑問文に答えることは得意でしょうが、一方で「why（なぜ）」に関しては「なぜ人間に生まれたのか」というような、人間に生まれた意味や物語に関する問いには答えることができないでしょう。

「生まれた意味、生きる意味、死んでゆくことの物語などはない」と考え、その思いにとらわれる人には、仏教は意味のない不要なものでしょう。科学的思考だけで人生（老病死を含めて）を全うできる人には、宗教的救いは必要ないと思います。

医療・看護・介助に関わる職種で科学的思考の人生観、価値観だけしかもっていない人は、老病死に直面して悩む患者さんがいた時、相手に寄り添うという対応はできないでしょう。

今までは患者の老病死の悩みに「それは私的関心事の問題です。医療者の関わる領域ではありません」と切り捨てる傾向がありました。しかし、人間的な課題に関わるような職種の人の中には「それでは充分に対応できてない」という思いを心のどこかで感じているでしょう。

医師、看護師は「師」の名称がついています。教師もそうです。これは、人生の課題に対して指導的に対応することが期待されているからではないでしょうか。その領域が不得手であれば、それが専門の職種の人とチームで対応することが求められます。

現在、日本の医療現場では、医師一人の医学知識や経験だけで医療を行うのは難しいでしょう。医療機関では、さまざまな職種とチームで対応することで力量が発揮できるのです。さらに宗教者も一緒になって悩む患者に関わろうというのが臨床宗教師の制度です。

臨床宗教師は、特定の宗教や宗派の説教、布教をすることは倫理規定で禁止されています。患者の悩みに寄り添うことが求められます。回復が難しい状態に直面しても、患者に寄り添いながら心が救われる方向に一緒に歩む宗教者が求められているのです。

終末期の人を支える「臨床宗教師」の養成

フランスの哲学者ボーヴォワールは、著書『老い』の中で「人生の最後の十五年から二十年を廃品として見るような文明は挫折している」と書いています。長寿で知られ、昨年百五歳で亡くなった医師の日野原重明氏も、この言葉を医学界でよく紹介されていました。

人間の理性による思考では「老病死」は幸せに過ごすにはマイナス要因です。

医療が「良き死」を目指すという時には、死は不幸だと定義しない大きな価値観の変換が必要になるでしょう。そのようなことから、医療界に「良き死」の考えを取り入れることは、第三のパラダイムシフトといわれるのです。

これまでの医療は、生きている間だけを問題とする分野だと考え（例外として病理学、法医学などがあります）、死後について対象としていませんでした。しかし、治療をしていく中で患者の人生に関わる時、体や心理面だけでなく、人格や社会的立場なども含めた総合的な観点（全人的）からの問題も俯瞰《ふかん》的に見る宗教的観点が必要になるのではないでしょうか。

お産の前後を周産期と言うように、死の前後の期間を周死期と呼ぶ流れが出て来ています。宗教は周死期を対象としています。仏教は「今しかない」という実感を大切にしながら、一方で「三世（過去世・現世・未来世）の救い」を説きます。

宗教性を排除する日本の医学界で、「良い死」を実現することは難しいかもしれません。しかし、死を見つめ直す動きの中で、医療と仏教が協働しようとする取り組みに関心が高まっています。終末期の人を宗教の立場から心理的に支える臨床宗教師の養成が、二〇一二年より東北大学で始まりました。活動は広がりを見せていて、私がかつて所属していた龍谷大学など導入する大学が増えています。

ホスピス運動の中で、患者の生活と生命の質（クオリティー・オブ・ライフ、ＱＯＬ）が重要だと考えられるようになり、患者に人間らしい対応をすることが求められるようになりました。それは、患者を治療の対象として生物学的モデルと見るのではなく、人格を持った人間として尊重するというものです。「人間を、人間たらしめているものは何か」が問われている時代なのです。

そして「生命・生活の質」の先には「死の質（Quality of Death）」が課題になってきます。仏教では、「良き死」を迎えることは、人間としての成熟や完成に向かうという受けとめをします。このことは、人間が死ぬことを「仏に成る」と表現することが示唆していると思われます。

人生会議の促進

医療の世界では、局所の病気を診る方が、病人全体を診るよりも少し気が楽です。しかし、どの診療科でも悪性腫瘍や難病があり、その場合は、否応なしに患者の生死が課題になり、病人の生活全体を観ざるを得ないようになります。

進行がんでこれ以上の治療は困難で、治癒が不可能になり緩和ケア中心になると、患者から「死ぬために生きているのですか」と訴えるように質問されたり、「よい生活はしてきたけれど、本当に生きたことがない」と愚痴みたいに言われると、医療者は対話に困ることがあります。

こういう場合は、日頃の患者さんとの人間関係が問われてきます。医学の専門知識を持つ医療者と患者の表面的な関係、患者の日常生活も少し把握している関係、患者の心の内面まで触れる会話のできている関係、さらに特殊な例ですが、仏の智慧に照らされる経験を共有できる関係などがあります。

医療の現場で患者さんの苦悩に対応することが求められる場合、肉体的な苦痛に十分に対応できていないと、痛みに振り回されて心の深い領域での訴えが出るまでに至らないケースもあります。逆に心の痛みが表白されていても、医療者にそれを受け止める感受性がないと見過ごされてしまいます。医療は地域の人間関係、文化状況、社会・経済状況、宗教状況などの総合的文化の一部門なのです。

国は「人生会議（アドバンス・ケア・プランニング、ACP）」と言われるものを医療現場で促進しています。命の危険が迫った状態で、約七〇パーセントの方が医療やケアなどを自分で決めることや患者の希望を医師等に伝えることができなくなるからです。人生会議とは、もしもの時のために自らが望む医療やケアについて前もって考え、信頼できる人や医療・ケアチームと繰り返し情報を共有する取組のことです。

生命が切実になるケースで望まれる治療やケアについては、医師らから本人や家族へ情報提供と説明がなされた上で、本人の意思決定を基本として進めることが大切だからです。

ただ大まかな希望を伝えても、専門的な細部の対応は医療者にお任せになるでしょう。生きる死ぬの医療現場では医療優先でしょうが、仏教には「生老病死の四苦」を超える智慧の蓄積があります。人生会議などに仏教者が関わる文化が育っていくことを願われます。

第四章　仏教の教え

仏教は「今、ここ」の実感を大事にする

仏教では三世（過去世・今世・来世）の救いを教えます。そう言うと、「われわれは考えようのない生前や死後を考えて、輪廻《りんね》転生を仏教は説くのですか」と問われそうです。そのことに関して仏教学者の鈴木大拙《すずきだいせつ》師の米国での学生との対話が伝えられています。

学生が「先生は、本当に輪廻転生を信じていらっしゃるんですか」と聞くと、それに対して理屈では答えずに、「わしは猫が好きでなあ。殊《こと》によったらわしの前世は猫だったかもしれんなあ」と言われたというのです。その一言を聞いて学生は納得したそうです。

これは「信ずる、信じない」とか「あるか、ないか」という問題ではなくて、「理屈を離れた、実感の問題なんだ」ということです。鈴木先生がそう感じておられるのを、「おかしい」「反対」というわけにもいかないのです。

仏教の智慧は理屈以前の世界のことなのでしょう。理屈以前の世界からものを言われると、なんとなく納得できて疑問が消えてしまうのです。

仏教のお育てをいただく歩みで知らされることは「実感する」ということで、その内容が「人間、人生」を全体的（広く、深く）に見透かしていると実感させられるのです。

仏教は「今、ここ」の実感を大事にします。そのことを示す大拙師の逸話が伝わっています。米国の有名な心霊学者に会った時、その学者は死後の世界について滔々《とうとう》と語りました。

ところが、大拙師が一向に熱心に聞こうとしないので、「あなたは死後の世界が気にならないのですか」と詰《なじ》るように言われた時に、間髪を入れず、「死んでからでは遅いではないですか。今、どう生きるかが問題です」と答えられたということです。

この言葉は、死後の世界という未来がどうであるかが問題ではなく、人間にとってはあくまでも現在只今の事実こそ最も確かなものとして、その現実をいただいて、いかに生きるかということこそが大切であると教えられていると思います。

「今、ここで生きる」ことに徹しなさい

禅宗では「今、ここで生きる」ことに徹しなさいと教えているようです。そして、未来の「死」などは考えずに、「今しかないことに目覚めなさい」と教えています。

仏さまの心は、「一瞬一瞬を大切にして、あなたが生かされていることとの役割を精いっぱい果たしなさい。それ以外にあなたの存在意義はないのです」ということです。

他の人が時めいているのがよく見えて、目移りするかもしれませんが、きょろ

きょろと好奇心を働かせて小賢しく生きる傍観者の人生は、それは生きても生きたことにならない、むなしいものになりますよ、と教えているのです。

「今を精いっぱい生きている人に『死』はない」という哲学者フィヒテの言葉に通じます。死がないというのは、今生きている、生かされていることに目覚めた人は、その役割を果たすことが人生で一番の関心事になるからです。

禅の言葉の「随処《ずいしょ》に主《しゅ》となる」は、「その時、その場になりきって余念なければ、そのまま真実この上ない人生であり、自在のはたらきができる」という意味で、この心に通じると思われます。

「生死一如」というように「生」には「死」が裏打ちされているから「生」の意味（有り難い、貴重である、輝く）が存在するのです。そして、生きること、死ぬことは仏の領域であって人知の及ばないことと自覚して、「死は仏にお任せ、南無阿弥陀仏」と仏に乗托して生きることになります。

キリスト教の言葉に「生きているうちに死んだ人は、死ぬ時に死なない」というものがあります。真理を表現している言葉です。

生きていることに徹する（精いっぱい生きる）時、「死ぬこと（心配）」に振り回されなくなって、結果として世間的な生死（迷い）を超えるのです。それを「生きているうちに死んだ」と表現しているのです。そして、仏の無量寿にお任せの世界を生きる時、不老不死の世界を（質的に）生きることに導かれるのです。

仏教の智慧の世界は常識の世界の限界を相対化する

死の前後を「周死期」と表現されます。私たちの思考では人間の死の変化を観察することはできても、意識の死や死後のことについてはわかりません。

私たちは理知（理性や知性）による「わかる、わからない」という分別を判断の中心に据え、いつの間にか、それを拠り所として生きています。多くの人がこの理知を極めていくことが人間としての理想だと考えています。

私も若い時はそうでした（今でもその傾向がありますが……）。しかし、仏教の智慧との出遇いは、「この考えしかない」と絶対化していた思考を「この考えはいろいろある中の一つだ」と相対化できるようになりました。これは大きな変化です。

宗教と哲学の関係を哲学者の大峯顯師は著書『科学技術時代と浄土の教え』（響流書房）で「宗教は私たちのどのような哲学的反省も届かない深いものだということです。なぜ如来（仏さま）に救われるかは、人間の理知でわかりません。私たちが如来に救われなければならないというのは神秘です。お浄土も神秘です」と述べています。

さらに大峯師は「お浄土と簡単に言いますが、誰もお浄土を見たことがないのです。でも、お浄土に生まれて仏になるのは真理です。人間の理知ではわからないだけなのです。（科学的に）理由付けをして納得できるものは宗教と呼べません。

私たちがそれを聞いたら、深く安心できるようなもの、そういう世界が宗教です」と続けています。

仏教は世間の思考と異質な世界です。仏教の智慧の世界は私たちの（論理的思考による）常識の世界の限界を示し、相対化するのです。

仏の智慧は、周死期で壁にぶつかっている人のそれまでの思考に質的な転換をもたらします。生きている時間（寿命）の長さにとらわれていたのが、今この瞬間に、南無阿弥陀仏ととなえることで、仏に通じるご縁を賜ります。「足るを知る」世界に導かれ、感動の時間を賜ります。そして自然に生死の問題は仏へお任せして、理知で判断する量的世界への執着を超えるのです。

あるがままの事実をあるがままに受け止める智慧

ある高校生が父親と口論になった時に「頼みもしないのに親が勝手に生んだ」と

言うと、父親は「選べるものなら、おまえみたいな文句を言う子を生まなかった」と言い返したそうです。まさに父親の言う通りで、親は子を選べません。そして、子も親を選ぶことはできません。人間が生まれて生きるとは、親子ともに思い通りにならない現実の中を生きていかざるを得ないのです。

命が生まれる過程は科学的に解明できても、生まれた意味を問う「なぜ」には、全ての人を納得させる答えはないようです。その課題を思索するのが哲学と宗教と思われます。

人生の出発（誕生）において潜在的に被害者意識を持っていると、その後の人生に主体的に立ち向かえないかもしれません。生きてゆく中で自分の意に沿わない現実に出遇うと、反抗期の幼い子どもが親の言うことに反抗するように、周囲に悪態をついて文句ばかり言うことになります。

トランプやマージャンのように与えられた前提（ルール）を拒否するとゲームが

成立しないように、生まれながらの境遇は不本意のことも多いと思います。しかし、仏教の智慧を学ぶと、仏の教えを憶念して親しい人や友を思いながら、関係性の中で人生を切り拓いてゆく勇気をいただくのです。

『夜と霧』の著者でユダヤ人のフランクルは、過酷な境遇を通して「人生から何かを得ようとするのではなく、人生は私になにを演じさせようとしているのか」と受け止める態度の大切さを強調しています。私を取り巻く状況は思い通りにならなくても、その現実に対してどういう行動をするかは自分の自由であるというのです。

あるがままの事実（境遇など）を、あるがままに受け止める智慧を仏教は教えてくれているのです。それが自然の理にかない、精いっぱいの力の発揮できる道です。世間では「人事を尽くして、天命を待つ」といいますが、仏教では「天命に安んじて（境遇を受け入れて）、人事を尽くす」と受け止めるのです。愚痴を言って不完全燃焼するのではなく、仏の教えを憶念（念仏）することで完全燃焼できる道に導かれます。

周りに迷惑をかけずに生きてはいけない

仏教では、「多くのお陰によって生かされている」と教えてくれています。植物や動物の生命を奪うことでしか、人は生きることができません。そのことへの「痛み」があってこそ「人間」であり、痛みを失ってしまえば人間とは言えません。（「無慚愧《むざんき》は名づけて人とせず」・慚愧は罪に対して痛みを感じ、罪を犯したことを羞恥する心。慚愧がなければ、人と呼ぶことはできないという意味）。

慚愧がないことは、畜生という主体性を失った生き方（飼い主に生殺与奪の権利を握られ）、欲に振り回されている存在（餓鬼）になってしまうと教えています。それでは長生きをしても喜べず、むなしく過ぎる人生を送ることになるというのです。

私たちはすでに人間として生まれていると思っていますが、仏教では、多くの「お陰さま」を感じることができて初めて人間と言えるというのです。外見は人間でも、中身が餓鬼畜生のような在り方なら、間柄を受け取れる智慧の目がないと人は傲慢になる危険性があり、相手に迷惑をかけ、苦しめる三悪道（地獄・餓鬼・畜生）の世界を生きることになるのです。

「人間」。それは、間柄を生き、あらゆるものと関係をもって存在しています。単独の存在を主張する人は、あたかも真空パックの中にいるようなものです。三分間も経てば酸欠で必ず死を迎えます。

人間のありさまの過去・現在をあるがままに見ると、父母をはじめ、あらゆる存在の犠牲の上に今、現に存在しているのです。いくら「誰にも迷惑をかけてない」とうそぶいてみても、人は周りに迷惑をかけずには生きていけません。

私たちの分別は科学的思考を信条としていますが、戦後の貧しさを克服して物質的に豊かな国になった成功体験から、仏教などなくても生きていけると傲慢になっているのではないでしょうか。いくら科学、医学が進歩しても、人間は「老病死」を免れることはできません。

迷いの人生の苦しみを超える仏教の教え、私たちの分別の次元を超えた（異質な）仏の世界に触れることによって、私のあるがままの姿に気づき、目覚めさせられるのです。

仏の心に触れる時、「人間として生まれてよかった。生きてきてよかった」という人生を生きることに導かれるのです。

目指す世界は「存在の満足」「足るを知る（知足）」世界

大分県国東市安岐町出身の江戸時代の哲学者、三浦梅園《みうらばいえん》（一七二三～一七八九）は晩年、「人生恨むなかれ　人知る無きを　幽谷深山　華自《おの》ずから紅なり（他人が自分のことを評価してくれなくても嘆くことはない。深山幽谷に咲く花は、誰かに見られなくても精いっぱい見事な花を咲かせている）」という書を残しています。

私は「梅園には仏教との接点があったのではないか」と以前から思っていましたが、昨年の梅園学会は「梅園と仏教」をテーマに開かれ、その中で梅園の住んでいた隣の集落（朝来）に臨済宗の西白寺があり、交流があったことが紹介されました。

最初に紹介した書の言葉は梅園のオリジナルではないそうですが、書中の「華自ずから紅なり」は、「私は私で良かった」という心の表現と受けとることができます。おそらく梅園はこの言葉に共鳴したのでしょう。

宗教の目指す世界は「存在の満足」「足るを知る（知足）」世界だと、ある哲学者が指摘しています。仏語の言葉の「涅槃《ねはん》」には完全燃焼（燃え尽きる）という意味があり、自分の人生を「生き切った」という心が知足（足るを知る）になるのでしょう。

質的長生きに関してですが、仏教は「今、今日しかない」という実感を大切にします。その「今」を、執われを超え無心に燃え尽きるが如く生き切る時、無量寿（永遠）に抱き取られる世界を味わうのです。

『論語』に「朝《あした》に道を聞かば夕べに死すとも可なり」があります。これは、「朝に人としての大切な道を聞いてさとることができれば、その夜に死んでも心残りはない」という意味で、仏教の「今、今日しかない」に通じる心です。

『歎異抄』の第一条に「念仏申《ねんぶつもう》さんとおもひたつこころのおこるとき、すなはち摂取不捨《せっしゅふしゃ》の利益《りやく》にあづけしめたまふなり」という一節があります。これは、圧倒的に大きな仏智の世界に出遇うと、いつ死んでもいい、いつまで長生きしてもいい、仏さまにお任せしますということです。私が生かされていることで果たす役割を「この世での使命、仏からいただいた仕事」と受け止め、精いっぱい取り組みますという心です。

そこには、命の長短を超えた「今、今日を生きる」心意気が展開しています。善悪、損得、勝ち負けの小賢しさを超えた仏の智慧がはたらいている世界です。蛇足ですが、この世で仏からいただいた仕事が終わる時、仏のお迎えが来ると言われています。往生浄土して仏に成らせていただくのでしょう。私たちの理知分別からは計り知れない世界です。

「人間」になる

「仏に成ること（成仏）」とは、地獄・餓鬼・畜生の世界を出て人間になり、そしてさらに成熟した人間になることと受け止めたらどうでしょうか。仏教は「人間になるとはどういうことか」を教えます。仏教に触れなければ、成仏する以前に自分にも成れないまま、愚痴を言うばかりで人生が終わってしまいます。

読者の中には「私はすでに私になっている。仏教などいらんお世話だ」と思っている方もいるでしょう。そういう人も自分の人生を振り返り、「あっという間にこの年になった。私の人生は何だったのか……」と思うことはありませんか。

ある医師は、末期がんの四十歳代女性患者に「先生、私は不自由のない生活をしてきたが、本当に生きたという実感がない」と愚痴のように訴えられたことがあったそうです。その医師はこの経験から「本当に生きるとはどういうことかが、その後の人生の課題になりました」と言われています。

私たちは自分の周囲に自分にとって都合のよいもの、プラス価値になるものばかりを集めて幸せな人生を実現しようとします。しかし、プラス価値で満たそうとすればするほど、私の周りのマイナス価値のものが気になり、自分を苦しめ悩ませます。最後は避けられない老病死に直面して「どうして私が」と悲嘆に暮れ、そのことが受け取れません。

仏教学者は、この世間的な発想を、「仏教無視の虚無主義・快楽主義・個人主義を生きている」と指摘し、断じています。それは「私の人生は一回だけで、死んだら終わり。だから、生きているうちに、楽しいこと、心地よいことをするしかない。利用できるモノは何でも利用してプラス価値を集めて、私だけが幸せになることが、人生の目的である」という考えです。

私は仏教の智慧に触れて、人間の「間」の意味を強く感じるようになりました。「間」とは、間柄を生きる存在だという意味です。それがなければ真空パックの中にいるのと同じです。人間は一人では生きていけないのです。

迷いの連鎖

私たちは、目に映る物を見て「これは何々だ」と認識します。見えている対象物も、それを見ている自分の目も、いずれも物質で構成されています。物質と物質が対面することで、そこに意識、仏教で言う「眼識《げんしき》」（目によって対象の形状、色彩などを識別する作用）が起こるのです。

仏教では、対象を認識する心の働きを表す意識作用を六種類、あるいは八種類に分けて認識します。

「識」とは仏教の認識論・存在論の基本概念とされ、常に変化し続ける心のありようのようなものです。

私の意識が形成される前からの過去の因、縁の集合体を「自《みずから》の業識《ごっしき》」と表します。仏の智慧（無量光）に照らされた愚かな私の因は、迷いを繰り返してきた存在（自の業識）と認識されます。仏智によって迷いの底知れぬ深さを知らされた人は、迷ったまま存在することを潔しとせず、迷いを超える智慧を自然と志向するでしょう。

仏の智慧に出遇い、愚かな迷いの連鎖から解脱することが仏教の道です。その

ために は、まず自の業識が人間に生まれることが必要です。縁が熟し、幸いに人間に生まれたということは、聞く耳や考える能力を賜ったと受けとるのです。

仏教では、せっかく人間に生まれながら欲（煩悩）にまみれた生活をしていると、地獄・餓鬼・畜生の状態に陥ると指摘します。これでは迷いの解決がつかず、空過流転（空しく過ごして迷いを繰り返す）することになるでしょう。長年の迷いを超えるためには、仏法に出遇い、仏の心を受け取ることが求められるのです。

縁が熟して仏教に出遇い、自分が愚かで迷いを繰り返していることに目覚め、仏教の学びを続ける中で、思いもしない過去のありようの物語を知らされる。ただこの過去の物語は客観性のある歴史的な事実ではありません。仏の智慧との出遇いから気付かされるものであり、受けとめた過去を潤いのある展開へと導いていくのです。

生老病死（四苦）を超える道を教える

私たちの人生の目的は「健康で長生き」や「幸福」と思いがちですが、お経（仏教）の学びの中で、それらは老病死に直面する中で実現不可能な夢、幻であることを実感するでしょう、そして人生の真の目的は迷いや苦の連鎖を出ることではないですかと目覚めを促すのです。

中国の僧、曇鸞は仏教を学ぶためには健康で長生きしなければと長生きの仙術を学び、会得したのです。そしてインドから仏教を学んで帰国した僧に、「不老長寿の仙術に勝る仏教はないだろう」と自慢げに問いかけたのです。すると「いくら仙術で健康で長生きしても、死の前には崩れ去るしかないだろう」、と目覚めを促《うなが》されたのです。そして迷いの連鎖や四苦八苦を超える仏教に目覚めないと本当の解決にはならない、とお経を手渡されたのです。そのお経によって仏の心に触れた曇鸞は、持ち帰った仙術の書を焼き捨てたと伝えられています。

医療と仏教の学びを通して思うことは、医療は確かに老病死を数年先送りはできるけど、最終的には死を免れません。仏教は生老病死の四苦を超える道、すなわち迷いや苦の連鎖を超える道を教えているのです。

仏の無量寿の世界を受けとる者は、論語の「朝《あした》に教えを聞かば、夕べに死すとも可なり」のように、無量寿（仏の世界、死なない真実）に出遇うと、「それがあれば、私は死んでいけます」という感動を感得するのです。「それがあれば、私はどんな苦難の人生でも生き抜いていけます」という世界です。

私がそれによって死んでいけるのも、それによって生きていけるものはいったい何か、という問いに答えるのが本当の宗教（気づき、目覚め、さとりを教える世界宗教）と宗教哲学ではいわれています。

私が小賢しく、自己中心的に救いや幸福を目指していた、その小賢しい自我意識の思考の内実の問題点、煩悩性を仏の智慧（無量光）で暴き出して、生きる姿勢を正し続けるように導く仏教です。

あるがままの姿が見えなくなっている

「苦悩」はどこから起こってくるのか……。このことを考える場合、確認しておきたいことがあります。誰もが疑いなく認めるのは「『私』は『今』、『ここ』を生きている」という事実です。

鳥や猫といった自我意識のない動物は、あるがままの事実を生きています。過去を後悔したり、未来を心配したりすることなく、まさに「ここ」で「今」を「あるがまま」に生きているのです。

一方、自我意識が発達した人間は、あるがままを生きているように思われがちですが、実際は自分の「思い」や「解釈」の中で生きているのです。今を生きる私の「現実」と、その現実に対する「思い」や「解釈」との間に乖離《かいり》がなければ、そもそも苦しむということはありません。

現代人には自己中心の「思い」があり、自分にとって好ましいことだけを追い求め、都合の悪いことはできるだけ避ける傾向にあるようです。そして、自我意識の（自分の）都合で物事を見ようとして、結果的に「あるがまま」の姿が見えなくなっています。

仏教（宗教）には超越的で異質な存在（仏の智慧）に出あうことによって、自己を相対化させるはたらきがあります。いろいろな思いに執着していた事実や、異なる視点で物事を受け止め、違いがあることに気付かされるのです。しかし、日本人の多くは仏教への接点や正しい理解のないまま成人していくので、「自我意識の絶対化」が進んでいるように思われます。

科学技術の進歩に伴い、これまで制御できなかったものを人間がコントロールできるようになると、自我意識の絶対化がさらに進みます。まるで万能のような感覚から「自己中心の心」が生まれ、かえって人間を苦しめかねない恐れがあります。

医療によって老・病・死の苦を制御して先送りしたとしても、「死」の現実は避けられません。そこに、この世の思考を超えた仏教の出番があるのです。

「自我」と「無我」

自死してでも守ろうとする自我意識とはどういうものでしょうか。

仏教における「縁起の法」では、「私」という存在はガンジス川の砂の数ほどの因や縁が和合し、自我意識を存在せしめていると教えています。それは一刹那（極めて短い時間）ごとに生滅を繰り返し、常に変化する現象のようなものであり、これを仏教では「無我」と呼んでいます。

生物学的には、人体の組織が壊れていくことを避けられない性質（エントロピーの法則）があります。ただ、体内では細胞群の一部を壊し、それを再合成して生命を維持していることがわかっており、これは分子レベルでも実験で証明されています。縁起の法が教える「一刹那ごとに生滅を繰り返す」ということと一致しているのです。

固定した「私」という存在はなく、常に変化を続けながら、そして一定の条件下に限って存在できる現象のようなもの――。仏教が教える生命の在り方について、生物学者は「動的平衡」と表現しています。

「死ぬのは嫌だ」、「自我が壊れるのは嫌だ」と思っていても、本来は壊れることが当たり前にもかかわらず、無我としての存在を「固定した確かな自我がある」と考え違いをしているのです。存在しないものをあると勘違いし、それにとらわれていると、仏教は教えようとしているのです。

このように「私を私たらしめている心こそが私だ」と思いたいところですが、私たちの感情は次から次へと状況次第で変化するものであり、すなわち「無我」「無常」ということを表しています。

自死してでも守ろうとする自我意識というものは、本来は「無」なのです。夢、幻のような自我にとらわれている私だったのです。

これこそが私と固定して示せるものはない

無我……。多くの人は「無我の境地」などとさとりの心境のように考えがちですが、お釈迦さまは仏教の基本である「縁起の法」において、目覚めやさとりの内容を「全てのものは単独で存在しているのではなく、関係性を持っている存在である」と教えています。周囲と何の関係も持たずに単独で存在できるものはない、という意味です。

世間で言う無我の境地とは多くの場合、「忘我の境地」です。我を忘れて何かに没頭していることを意味します。その証拠に、没頭していたことが終わるとすぐ迷いの「私」に戻ります。

われわれは「存在する」ということを、「今、私は確かにこの部屋に一人でいる。目の前の机も間違いなく単独で存在しているではないか」と考えます。しかし、これは物事を対象化して客観的に見ているつもりで「存在している」と言っているのです。

ここに出てくる「私」「部屋」「机」はいずれも周囲との関係性や構成する材料、作った人などとは無関係ではありません。「私が自力で生きている。人の世話になっていない」と強がったとしても、それは「真空パックの中に居る」と主張するようなものです。

私が初めての所で自己紹介をする際は、住所、勤務先、家族、受けてきた教育、職業、生年月日、宗教、趣味といった「属性」と言われるものを説明します。とはいえ、それらは私の外側のものであり、私自身の内側の意識、心というものではありません。

「自分の心や意識こそ固定した私（我）」と言いたいのですが、心は常に変わり、意識も変化します。「これこそが私」と固定して示せるものはありません。そうした在り方が「無我」であり、関係性の中で常に変化していく在り方を「無常」というのです。

科学的に言えば、植物・動物の外観は変化していないように見えても、物質や分子レベルでは常に出入りが起こって、平衡が保たれているのです。

われわれは因縁和合して一時的現象のように存在（無我）するものを「有る」と考え、それに固執してしまいます。私や私の物があると思うために、それを失うことを嫌がったり、恐れたりするのです。苦悩をなくすためには「あるがままをあるがままに」という仏の目、さとりの視点で、クールに受け止めることが大事です。

智慧の世界

仏教に出遇う以前の自分の思考は戦後の教育もあり、「見聞を広め、物事を合理的に考え、幸福を追求し、できることなら苦の少ない楽な人生を生きていく」という方向性の思考だったと思います。

自分にとって都合がいい思考や、心に潜む欲も当然と捉え、それを理性で管理することで良き社会人になろうとしていました。理性的思考や心に潜む煩悩性を問うような発想は全くありませんでした。

仏教に出遇い、仏の光（仏の智慧、さとりの内容）に照らされて、自分が当たり前に考えてきた思考の執われや迷いの姿に気付かされました。仏教に縁がなければ、人生の行き着くところは空過と孤独だったと思います。いくら長生きしても日々の生活に不足・不満を感じ、「明日こそ幸せになりたい」などと将来を夢見る生き方は「空過《くうか》」（生きてきた実感を伴わない虚しさ）でしょう。

がんが進行して医療相談を受けたいとこに痛みの緩和ケアを勧めたところ、「明るい未来が見えないことがいたたまれないんだ」と本音を吐露されたことがあります。明るい未来の夢こそ生きる拠り所というのです。

願い事がかなって有頂天になっても、それを持続させるのは至難の業です。「天人五衰」……。天国の住人は必ず衰えて天国から落ちてしまう、と仏教は教えます。天国といえども迷いの世界であり、天国から落ちる苦しみは地獄の十六倍とされています。

人間の心のありようを六道（地獄・餓鬼・畜生・修羅・人・天）輪廻と表現します。どの状態も苦に結びつくのですが、仏が「人生苦なり」と示すように、普通の思考では苦の悪循環から免れることはできません。

仏教では、苦の元凶が「思い通りにしたい（管理支配）という思考にある」と見抜き、その生死《しょうじ》勤苦《ごんく》（迷い、苦しみに縛られ悩んでいる苦）の本《もと》を抜く仏の智慧の世界に導こうとするのです。

この世に「常楽我浄」はない

死の現実をきれいごとで尊厳死、安らかな死などと言ってみても、一般的な思いからすると死は避けたい、先送りしたいマイナス要因です。ギリシャの哲学者が「人間は誰からも教えてもらって無いのに幸せを目指して生きていく」と言っています。しかし、いくら幸せのためのプラス要因を集めて幸福を目指しても、必ずやってくる老病死はどれも人生のマイナス要因です。これでは最後に「不幸の完成」で人生を終わることになります。仏教では、こういう生き方を「迷いの人生」というのです。

私の七十年間の人生を振り返ってみると、その時々の課題に取り組み、その解決を目指して生きてきたと思います。それは、無意識に苦を厭《いと》い楽を指向してきたように思います。仏教は、人間が「常楽我浄」を目指していると言い当てます。「常」とは安定して変わらないこと、「楽」は苦や不安のない状態、「我」はしっかりした信念のある自分、「浄」は虚偽のない清い世界、理想の世界です。

私たちはこの世に「常楽我浄」があり、それを求めて生きることが人間としての在り方だと思っています。仏教は私たちの生きざま・思考を見通して、この世に「常楽我浄」はないと説きます。無いものを「有る」として追い求めるから、結果として「人生苦なり」の生き方をしていると見透かしているのです。

そして仏の智慧の世界には「常楽我浄」があると教えてくれます。仏の世界が私の世界を鏡の如く照らし出し、私が物事のあるがままを正しく見ていない、煩悩で脚色して自分に都合のいいように見ていると指摘するのです。

仏教は生死の迷い（迷いの人生）を超える道を教えています。私たちが理性、知性をはたらかせても、老病死を少し先送りすることしかできません。仏教は私の思考の無明性（真理に暗いこと）、正しく判断できるはずの理性に潜む煩悩性、知性的な分別（私は間違いないという）の執われのために、全体像が見えないことが迷いの原因だと教え、それを超える道に導くのです。

心に従うな、心の主となれ

「お前も死ぬぞ」釈尊

仏教伝道協会「お寺の掲示板大賞」の二〇一八年の大賞作品となった標語です。新型コロナウイルス感染が近隣で報告された時、高齢者の私も「死」が頭をよぎりました。朝、目が覚めたら「今日の命をいただいた、南無阿弥陀仏」と称えます。風邪症状も倦怠感もない。それなりに元気なのは「有ること難し」と念仏していました。

仏教では「さとりを開いても、病気になる、ならないは関係ない」と前に書きました。それでは、人間の生老病死の四苦を救うことにならないのではないかと思われる人が多いと思います。仏教は老化現象、病、死に関係なく、人間を丸ごと救います。生死《しょうじ》の苦の本《もと》を抜くというのです。

仏教の智慧は物事をあるがままに見ます。人間は多くの「因」や「縁」によって生かされている存在です。「形あるものは必ず壊れる」すなわち「死」の法則を免れることはできません。あるがままとは、死ぬのが必然のところを「有ること難し」で今日を生かされているということです。

自我意識は、三歳ぐらいまでに出てくるといわれています。「身」が先にあり、後から出てきた意識は本来、物事を認識する働きをします。身についての正しい認識をする「場」なのです。ところが、いつの間にか身の「主《あるじ》」のようになって管理支配するようになっています。身は本来「縁起の法」に沿って動いていて、老い、病む、死ぬということが起こるのです。

仏教標語に「心に従うな、心の主となれ」というものがありました。心は事実を認識する立場を忘れて偉くなって、いつの間にか身の管理者になろうとしているのですが、結果は欲に振り回される奴隷になっています。心も「法」に沿って一瞬一瞬変化していて無常・無我です。心の動きからちょっと距離を置いてクールに見る「主」に成れと教えています。身の置かれている状況をあるがままに見て、老、病、死は私に何を教えよう、目覚めさせよう、演じさせようとしているのかと考える。それが迷いの苦の本を抜くことになるというのです。

冒頭の標語の「死ぬぞ」とは、死を忘れ、考えないようにしているわれわれに「目を覚ませ！」と迫って、死を超える安心《あんじん》を与えようとしているのです。

波と海は別のもの？

『モリー先生との火曜日』（ミッチ・アルボム著、一九九八年）は、筋萎縮性側索硬化症（ALS）により死に直面している七十八歳の元大学教授モリー先生と著者である教え子との対話の記録です。

本の中に「誰でもいずれ死ぬことはわかっている。わかっているのに、努めてそこから目をそらせようとする。いつ死んでもいいように準備すること。そうしてこそ生きている間、はるかに真剣に人生に取り組むことができるのだ」という会話があり、続いて「海と波のエピソード」という文が出てきます。

海の中で気持ちよく過ごしていた小さな波は、ほかの波たちが次々に岸に砕けるのに気が付きます。そこへもう一つの波がやってきて、暗い顔をしている最初の波に「何がそんなに悲しいんだ」と尋ねます。最初の波は答えます。

「わかっちゃいないね。ぼくたち波はみんな砕けちゃうんだぜ！　みんななんにもなくなる！　ああ、おそろし」

すると二番目の波がこう言った。

「ばか、わかっちゃいないのはおまえだよ。おまえは波なんかじゃない。海の一部分なんだよ」

波は風や種々の条件で起こります。波は「私は波で、海とは別のものである」と考えていますが、天気が穏やかな時はよくても、台風などが来ると岸に打ち付けられて砕けてしまいます。それを波が「ぼく砕けちゃう」と思ったら、自分の死を心配し「ああ、恐ろし」となるでしょう。分別で波と海を別々のものだと考えたら、そんな気持ちになるのでしょう。本来、波は海水の変化した仮の状態なのです。波は海水に戻るだけで、それが自然な成り行きの姿なのです。

仮の姿に執われ振り回されるのが、分別を生きる私たちです。仏智をいただけば、生きている間は迷いの思いが智慧によって転悪成善（自分に都合の悪いことでも、仏の智慧で見直すと意味のある善として受けとめられること）され続けるのです。生身が尽きる時、煩悩も滅して仏と一体となり成仏するのです。

渡る世間は菩薩ばかり

『仏説阿弥陀経』（通称、『阿弥陀経』）という経典は「渡る世間は菩薩ばかり」という視点を教えてくれます。この経では「私たちは無数の人たちとさまざまな形で接して、いろんな教えを受けているのに、その本当の意味がわからないから、それが表面的な出会いに終わっている」というのです。

本当はそうではないのです。どんな人でも私が出会った人は「友よ、小さな相対分別の考えの殻を出て、大きな仏の世界、仏の智慧を生きよ。仏道を歩め」と呼びかけ、呼び覚まし、呼び戻すはたらきを、いろんな役割を演じながら見せてくれる存在なのです。仏の智慧の光に照らされて初めて、「渡る世間は菩薩ばかり」と受け止めていく視点をいただくのです。

私の小賢しい知恵では表面的な好き嫌い、善悪、敵か味方か、厳しいか優しいかくらいしか見えなくても、仏の教えに照らされると「なるほど、そうだったのか」と驚きを持って知らされるのです。お寺に行って法話を聞くのは、仏のはたらきに出遇うことです。そのはたらきが浄土に触れている事実なのです。

学問はなくても仏の心に触れた妙好人・浅原才市は「これ才市どこにおるか、浄土もろうて娑婆におる、それがよろこびナムアミダブツ」と詠《うた》っています。仏の智慧に育てられ「人間に生まれてよかった、生きてきてよかった」と喜べる道に導かれているのです。

私の周りの人の生きざまが、私にとって手本・見本となり仏道を勧めてくれています。しかし、私たちは「渡る世間は鬼ばかり」と分別して生きているので、それがなかなか受け止められません。世間には嫌な人がおります。見本・手本となるどころか、「どこかに行ってくれ」と言いたくなるような人もいます。しかし、そうではないのです。私の思いがそうさせているだけで、その人は私が考えているようにこの世を生きているのではありません。私に嫌われるために存在しているのではなく、私に大事なことを教え、気付かせ、目覚めさせようとしているのです。「あなたの周囲にいる人は、仏道に導いてくれる菩薩です」と教えてくれるのが『仏説阿弥陀経』です。

世間的な分別の視点はなくすことはできませんが、仏の智慧の視点も併せ持つことが大切です。私の周りの存在には、本当は深い意味が秘められているのです。

空過流転を超えて実りある人生に導く

医療界が目指す患者指導は「健康で長生き」です。しかし、それが人生の目標ならば、全ての人間は最後に死という不幸な結末で終わります。仏教では「健康で長生き」は目的ではなく、人生を豊かに生きるための手段・方法の位置にあるものだと教えます。

普段の生活で嫌なことや困ったことに出会うと、それを解消するために障害を取り除く努力をします。そして、それができなければできるようになるまで、わからなければわかるようになるまで頑張って問題を乗り越えようとします。これは今の努力を因にして、将来の良いあり方を果とする「従因向果」という発想です。しかし、この発想で生きていけば人生は苦楽の繰り返しでしょう。これを仏教では尺取虫の譬えで、同じことの繰り返しでむなしく時間が過ぎていく「空過流転」となると教えています。ではどうするか。

「論語」の「朝《あした》に教えを聞かば夕べに死すとも可なり」という言葉は、自分の人生に納得できる「教え、真実」に出遇うことの大切さを教えていると思います。

世間に流されると空過流転してしまいますが、教えによって実りある人生が展開する時、教えが真実であったと受け取れます。「教え」は空過流転を超えて実りある人生に導くのです。

道元禅師の「仏道を習うとは自己を習うなり、自己を習うとは自己を忘るるなり」という言葉は、仏法は本当の自分を尋ねるための教えであるということでしょう。日々の生活で自分の思いや願いをかなえようとして、一時的な満足感はあっても満たされないのは、煩悩によって自分勝手な思いを満たそうとしているからだと仏教は指摘するのです。

仏教を医療に例えると「応病与薬」と言うことができます。病に応じて薬を処方するのです。病気が流行して不安に感じるのも、人間の自我意識の病の症状であるというのです。何でも当たり前、当然のこととしている私の自我意識が病気だと言われても信じられませんが、それを仏の智慧によって照らされ、知らされることが大切だというのです。

謙虚な人間

分別思考の問題点は「今日もまた幸福求めて四苦八苦」と生きる私には既に与えられている恩恵があるにも関わらず、それらを「当たり前」として見過ごしてしまっていて、そのことが自分の問題になっていないことだと仏教は教えてくれます。

煩悩（欲）に振り回されている狭い分別思考の人間を「凡夫《ぼんぶ》」と呼びます。しかし、人間は本当の意味で自分が凡夫だということがわかっていないのに、「私は凡夫ですから」と言い訳の言葉として使うことが多いのです。

仏教では頭で知識としてわかることと、身体全体で感得することは別だと教えます。私が四十歳前後で某公立病院の外科部長として赴任した時、仏教の師からいただいた手紙の一節に「あなたがしかるべき場所で、しかるべき役割を演ずることは今までお育ていただいたことへの報恩行ですよ」とありました。それまで善悪、損得だけで考えていた私は「ああ！　参ったな、餓鬼畜生であった。人間になれてなかった、南無阿弥陀仏」と自然に頭が下がりました。

善悪、損得、勝ち負け、欲に振り回されている世界を仏教では「地獄・餓鬼・畜生」といいます。このお手紙のように、自分の思いにない事実を言い当てられると、あっけらかんと明るく「参った」となるのです。

人間は成長するに従い体力が付き、知識が増え学力が付き、専門的知識が付き、資格を取り、社会的地位が上がることになります。世間的には立身出世を良いことと評価しますが、仏教的には「忘恩の存在」になると言い当てています。「実るほどこうべを垂れる稲穂かな」の実とは、物の背後に宿されている意味を感得するという仏の智慧をいただくことと思われます。成長につれて知識が増えることと仏の智慧を身につけることは全く違うのです。

仏教のさとりとは迷いの世界を超え、真理を体得することをいいます。それは仏教的なエリートの歩む仏道で、人から拝まれるような存在になる道です。

しかし、「凡夫」といわれる人間（つまり私たちみんな）には不可能なことでしょう。凡夫でも救われるという浄土の教えはさとりではなく、人間を菩薩として拝むことのできる人格、そして周りの人が「知恩報徳の人」と感じるような、こうべを垂れる謙虚な人間を誕生させる道です。

三人の王子と人食虎

『金光明経』という経典に、「捨身飼虎《しゃしんしこ》」という話があります。

虎の親子が飢え死にしそうになっているところに、三人の王子が通り掛かります。一番上の王子が言います。「あの人食虎が死にそうだ。よかった、これで人が助かるだろう」。二番目の王子は「あれは殺した方がいい」と言いました。三番目の王子は「助けたい」と言って、二人の兄がとめるのも聞かず自分の身を横たえて食べさせようとします。しかし、虎には食べる力もありません。そこで頸動脈を切ってその血を飲ませたところが、虎が起き上がってその王子をたちまちかみ殺してしまいました。そして、子虎たちも元気になり山奥へ帰って行った——というものです。

この話を聞いて、私たちは三人の王子のことを考えます。長兄が正しかったのではないか。いや次兄の言う通りかもしれない。弟の言動は、どうしても理解できないなどと考えます。この三人の王子の思いや言動を、われわれの行動模範として考えるかもしれません。しかし、それでは経典の教えは受け取れないと思います。

仏教の師は、「この話のポイントはわれわれが虎であるということで、これが一番大事なところではないか」と言われました。「われわれは命も絶え絶えになって食べる元気もなく、多くの問題を抱えて死にそうになっている。それが三番目の王子に助けられた。助けられたのに自分を助けた人を食い殺す。感謝の心もなく、相手をしゃぶれるだけしゃぶって逃げていく。このような存在が私自身である。自分が何であるかをよく考えなければ仏法になりません。そのことをよく知っておかねばならない」と聞かされました。

この法話を記録したものを久しぶりに読みましたが、記憶力の悪さでしょうか、人間の分別思考の習性か、三人の王子がわれわれの行動模範を示しているように読んでいました。「三番目の王子のような菩薩的精神の捨身は私には到底できない」と思いつつ読み進めていたら、師の「死にかけた虎が私の相です」の指摘にあらためてビックリしました。仏はそんな私の姿を暴き出し、説き示されているのかと慄然としました。私は幸いにも戦争の極限状態を経験しなかった世代ですが、縁次第、時代状況によってはどんな行動をするかわからない身の危うさを思うのです。

「自分のことは自分が一番よく知っている」という思い込み

よく耳にする言葉に「自分のことは自分が一番よく知っている」というのがあります。確かに、現在の心のありようを実感しているのは自分だと思います。しかし、それは言葉や論理だけで自分の思いを自分流に理解しているだけなのです。

庭で枯葉やたき木を燃やす時、よく燃えるように火箸でたき木をつかもうとすると、思ったより熱くて、後ずさりすることがあります。頭で考えていたのより、実際に身体で感じたものが本当の熱さです。それは見た目で考えた想定とは違っています。「自分のことは自分が一番よく知っている」というのは、自分に起きたことを理屈で受け止めても事実との間には差があることを知らない発言です。

私たちの日常的な思考では仏教でいう「空《くう》」は理解できません。それで「空というものはどんなものか」という研究をしているうちに、「では、それを受け取める意識とはどんなものか」という考究から唯識《ゆいしき》という学問が始まったようです。無意識や深層心理について深く広く考えて、心のありようを末那識《まな》、阿頼耶識《あらや》などと表現しました。

末那識は人間に意識されない煩悩の領域を想定せずには心の動きが理解できないとされて命名されていったのです。私たちが眠って翌朝に目覚める時、眠る前と同じ意識で目覚め、その自我意識は毎日続いています。その継続する無意識の領域を「阿頼耶識《あらやしき》」と命名したのです。これらの考察が、日本では弥生時代の紀元二世紀頃のインドや中国でなされていたのは驚きです。

仏教の深層心理の思索では、人間の「自分のことは自分が一番よく知っている」という思い込みは自分を表面的に、局所的にしか把握していないと見破るのです。

釈尊の教えの真髄は、虚妄（実のない偽り）分別からの脱却です。理性的な科学思考を間違いと言っているのではなく、煩悩を秘めた人間の思考では真実を知るには限界があるので、分際を自覚しながら謙虚に人生の課題を考えようというのです。私たちの思考では人生の全体が見えてないので生死の迷いを繰り返している。その自覚がない傲慢さに気付いて、人生をあるがままに自然に受け止め、生きる姿勢を正していくことを勧めているのです。

因や縁次第で何でも起こる

肥満に悩む人がいるとします。体重の増加は、食べる量と消費カロリーに大きく関係します。力士やアメフトの選手たちは、ぶつかる力を強くするためにたくさん食べて体重を増やします。当然、体重は食べる量に比例して増加します。

肥満を改善しようとすれば食べる量を減らすか、消費カロリーを増やすのが合理的な方法です。この道理に逆らうと改善の方向には進みません。

お釈迦さまの目覚めに「縁起《えんぎ》の法」というのがあります。これは、大きな原因（因）があって、それが小さな原因（縁）と和合してはたらき（業）をすると結果（果）がもたらされる。そして、それが次に影響（報）して「因縁業果報」というように展開するという法則です。

内臓の調子もよく、元々食べるのが好きだという因と、たまたまおいしそうなお菓子が食卓にあった（縁）のでついつい食べてしまって体重が増えた（果）。これは「縁起の法」に沿った自然な流れです。

仏教では不自然なことを推し進めると、いつかは否応なしに自然に戻されると教えています。

いろいろな事象を考える時、因や縁次第では何でも起こります。固定した「我」というものはなく、私の身体も代謝によって常に変化し続けています。心も状況次第で常に変化していて、それを「無常」と言います。喜怒哀楽も縁次第で目まぐるしく変化します。いくら怒りっぽい人でも、二日も三日も怒り続けるということはないと思います。

世間の出来事でも、縁次第では何でも起こると教えています。私自身の人生でも「まさか」と思うことが実際に起きました。大学での学園紛争、米軍のベトナム撤退、地震、津波、火山噴火、ニューヨークの世界貿易センタービルの惨事、原発事故、新型コロナウイルスのパンデミック、ウクライナ危機など枚挙にいとまがありません。

心の変化を表す指標として国の統計をみると、その年に提出された婚姻届件数に対する離婚届件数は、最近の十年間は離婚率は約三十三パーセントで推移しています。婚姻届けを出す時に離婚は考えなくても、私たちの心は常に変化するのです。

仏教は人間の思いや感情の変化を見透かして、自分の思いに執われている私たちに「感情の奴隷になるな」と言います。そのために智慧の光に照らされて「自分の相《すがた》を知ること」の大切さを教えているのです。

迷いを超えて生きることに導く

「明るい方向が見えないというのは、いたたまれない」と言ったいとこの言葉、そして希望や願い、欲を満たすことで満足が得られるという考え方、明るい方向を目指す分別思考の理想主義を仏教は「無明」「智慧がない」と言い当てています。それはわれわれの考え方の問題を指摘しているのです。

私たちは世間生活をする上で思考を止めるわけはいきません。しかし、仏の智慧の視点で私たちのありようを大局的に照らし出されながら、その良い点や悪い点を客観的に見極めながら迷いを超えて生きることに導くのが仏教です。

私たちは明るい未来を目指して生きていますが、仮に思い通りになって一時的な満足を得られても、すぐそれが当たり前になってしまいます。どこまで行っても達成する満足を知らない思考、こころの働きを、仏教は煩悩と言っているのです。明るい方向を目指していても必ず老病死に出くわします。そこで「年を取って何も良いことはない、目は薄くなり、耳は遠くなる……」と愚痴を言うようになると、まさに「空過流転の人生」となるでしょう。

明日の夢を追いかけるのでなく「今」を生きるとは、「この秋は雨か嵐か知らねども今日の勤めに田草取るなり」(二宮尊徳の道歌)のように、与えられた現実を受け止め、今日の私の役割、使命を粛々と果たしていくことなのです。

ドイツの哲学者フィヒテの「死ぬ心配をする人は『今』を生きていない」という言葉は、今ここで地に足を着けて生きずに未来の希望を追い求める生き方は、必ず行き詰まり空過流転になり、生きても生きたことにならないとの警告です。

国東市朝来の西白寺に仏書を求めて通ったという安岐町出身の江戸時代の哲学者三浦梅園は、晩年に「人生恨むなかれ　人知るなきを　幽谷深山　華自ずから紅なり」という「私は私で良かった」という意味の書を残しています。時代を超え、地域を超えて、知足の生活を実現していることを教えています。

幽霊の絵には足がありません。それは「今」「ここ」の地に足を着けてない様を象徴しています。両手を前に出し、明日こそ、明日こそと夢見ているのです。髪が後ろになびいているのは、終わったことを未練がましく後悔している様を示しているのでしょう。

私の生きる姿勢を正してくれる道

先ほど述べましたが、ドイツの哲学者フィヒテの「死ぬ心配をする人は、『今』を生きていない」という言葉を、仏教では「明日はない。今日ここしかない。今、生きることに精進しなさい」と受け止めています。

しかし、私たちはまだ来ぬ将来を心配して悩み、そのために食欲不振や不眠になることもあります。また、過去のことをいろいろ後悔して苦悩します。仏教ではそのような時には、過去や未来のことを仏の智慧で切りなさいと教えています。しかし、現実には仏の教えでもなかなか切れません。

仏の智慧は私の思いを実現する道具ではなく、思考のありようを照らす鏡なのです。心配や苦悩の原因は、私たちが周りの事象を善悪・損得・勝ち負けの尺度で測り、自分の思いにかなうように周囲を変えようとしても、思い通りにならない現実です。仏教のさとり・目覚めは、分別思考が私を苦悩させる元凶だと指摘するのです。

仏教の師の法話を聞いて仏書を読むという、長年の仏教の学びから気付かされることは、仏教のさとりや目覚めの内容は私の理性・知性の理解を超えているということです。仏教の智慧に触れてみて、自分の普通の思考が狭く低次元であること、思考が煩悩に汚染されていることに驚かされるのです。

医学・生物学を学ぶことは煩悩に汚染されることは少なく、客観性を保てているように思われます。数学や物理のような学問体系の世界では、事実を事実として冷静に認識します。しかし、名声や地位、金銭、競争心などといった世俗と少しでも接点を持つと、汚染と迷いを免れないのです。

私たちの生活の場は、善悪、損得、勝ち負け、好き嫌いが渦巻く現場です。これを仏教では穢土《えど》(欲で汚れた場)といいます。逆に、仏の智慧、さとりの世界は清浄であるから、私の思考の汚染が知らされるのです。仏教は私の生きる姿勢を正してくれる鏡みたいなものです。欲にまみれて迷いを繰り返して生きることは空過流転(欲に振り回されむなしく生きること)で、本当に生きたことにならないと教えます。仏の教えによって迷いの姿に気付かされることは、迷いを超える大きな一歩なのです。

三回の誕生（出生、自我意識、仏教的目覚め）

仏教には「人間は三回生まれる」という話があります。一回目は出生による誕生です。二回目が「自我意識」の誕生です。それまでは「私は」「私が」という「自我」はなく、純真で空っぽです、小賢しさがないからかわいいのです。

自我意識は段階的に発達します。一歳半ぐらいで自分というものを認識するようです。「○○ちゃん」と名前を呼ばれて「それって自分のこと？」と認識するようになります。それが「自我（意識）」の誕生です。そして、他人から見られた自分も意識するようになります。

三回目の誕生は、仏教的な誕生です。それまで自己中心的に外の事象を見て、好き嫌い、善悪、損得、勝ち負けで二元的（相対的）に見ていたのに、それが迷いを繰り返しているだけの空過流転の虚偽であったと目覚めるのです。

生命の起源をたどると、私たちは生命の歴史三十七億年の連鎖の最先端にいて、身体はこれまで食べたり飲んだり呼吸したもので作られ、人間関係や社会から学んだ知恵によって生活をしています。自分は宇宙全体と無限に関係して常に変化している無我・無常の存在であるという目覚め、仏の智慧のはたらく場である浄土に立っている自己を発見する誕生です。

そこでは「私は」という自我意識中心の偏見や思い込み、好き嫌い、損得、勝ち負け、善悪、苦楽の思考は影を潜め結果として自我が空っぽになります。私の存在の背後にあるもの、今まで私を支え、生かし、育て、教育して、見守り、導いて、経験させてくれた無数の因や縁に気づきます。そして現在の状況を謙虚に受けとめ、物事を総合的に考え、少しでも良かれと思う方向に行動するのです。思いや感情に執われ振り回されるのではなく、自分の思いや感情に少し距離を置いて柔軟心で見ることができる存在の誕生です。

仏の教えによって今日までの私になされた多くのご苦労を知る時、そのご恩に報いることを私の役割と自覚して、「これが私の果たすべき使命、いや、仏さまからいただいた仕事だ」とイキイキと取り組むのです。

自己執着の執われから解放されイキイキと輝き生きる道

仏教では「生老病死」の四苦を課題としています。「生《しょう》」は生まれることを意味していて、生きる苦しみではないようです。生まれる「苦」とは、生まれる場所、条件を選べなくて、取り巻く周囲の状況は自分の意志に関係なく受動的です。そして、この世で思い通りにならない「生《せい》」を生きていくことになります。老いる・病む・死ぬ苦しみはおわかりになると思います。

生死《しょうじ》とは、仏教では「迷い」を意味します。生きていくうえで迷い、煩悩に振り回される「惑」、細胞レベルでも生滅を繰り返す「業」、そういう人生は思い通りに進まず「苦」を免れない。おそらく、世間的には「死」に向かっての「生」は決して明るくならないでしょう。

仏教は四苦や迷いを超えることを目指します。一方、医学は「不老不死」「不老長寿」を目指して老化を克服しようとしてきました。二〇二三年の『週刊医学界新聞』（医学書院）の新年号には、一面に大きな活字で「老化を治療する」と見出しがあって老化研究を特集していました。佛光寺（京都市中京区）の八行標語に「老いをきらい病をおそれ死をかくせば生もかくれる」（『晴れてよし、降ってよし、いまを生きる』）というのがありました。フランスの哲学者パスカルは著書『パンセ』の中に「人間は明日こそ幸せになるぞ、明日こそ楽になるぞ、と死ぬまで幸せになる準備ばかりで終わる」という趣旨のことを書いています。

さとり、目覚め、気付きという教えを展開した仏教など普遍宗教は、時代・社会・地域を超えて広がりました。世界宗教（仏教、キリスト教、イスラム教）は、外の要因も大事だが、それ以上に外の要因や老病死の現実を受け止める自分の意識・心のありようが重要で、豊かな生活や幸福感・満足度を高める大きな要素だと深化させました。仏教ではその深化は世間の発想を超えているので「生死を超える」と表現したのです。

私たちの理性知性による発想には、煩悩性、すなわちどこまで行っても知足のない欲望、一時的な満足があってもすぐに当たり前・当然とする飽きっぽさ、縁しだいでコロコロ変わる思いや感情、自分の考えや主義に執われ振り回されることの自在性・柔軟心のなさが潜《ひそ》みます。仏教はこれらを深く細やかに指摘し、目覚めさせ、私たちが自己執着の執われから解放され、イキイキと輝き生きる道を教えています。

知恵と智慧と叡智

知恵と智慧という言葉は似ていますが、仏教ではこの二つは違う意味になります。

日常生活で普通に使われる言葉が「知恵」です。知恵には二つの意味があり、一つは物事を判断する時の脳の働きですが、知恵が身につくと分別の小賢しさが出てきます。損得や勝ち負けを計算して判断するからです。もう一つは、いろいろと頭を働かせることを世間的には「知恵が回る。回転が速い」などと言いますが、「知恵がある」というと一般的には頭が良いという意味で使われます。しかし、これは自分の内面についてではなく、主に自分の外のものを対象にした時が多いように思われます。

一方の智慧は、真実がどのようなものかを探る時の頭の働きです。表面的な利益ではなく、もっと深い本質を見抜くはたらきです。「真実とは何か。仕合わせとは何だろうか」などと、もっと深い本質を見抜こうとする働きです。

智慧に似た言葉に「叡智」があります。叡智とは、辞書には、「物事の道理を悟りうる優れた才知。哲学で物事の真実在の理性的、悟性的認識」と示されていま す。哲学・宗教に通じるのが智慧・叡智だと思われます。深い思索や洞察などの智慧を身に付けた人を「叡智の人」と呼ぶことがあります。深遠な思索や普遍的宗教のさとり、目覚めによって心の内面性を照らされ自分の姿を知らされると、物事の背後に宿された意味を感得する世界へ導かれます。

「知」という漢字は、連ねる・並べるといった意味のある「矢」と、話すことを表す「口」から成り立っています。そこから転じて、得た知識をもとに善悪や損得を計算して、はっきりと口で言うという意味があるようです。

そして知に「曰《いわく》」がついた「智」という字は、自分が知識として多くの情報を知っているだけでなく、その知識の本質や真偽を見抜き、他人に物事の核心を分かりやすく説明できるという意味があるとされています。知の発展が今日の生活の豊かさ、便利さ、快適さを実現してきたのですが、生活を俯瞰した時、人生においては知識の積み重ねだけでは見えないものがあることを仏教の師より教えていただきました。あふれる情報によって世界を広く見せてもらえますが、その情報の真偽を見分けることが必要です。世間で言う博覧的な知恵が人生を深く教えてくれるとは限らないのです。仏さまの教え（智慧）の如くに充実して生きることが願われます。

■著者紹介

田畑　正久（たばた　まさひさ）

一九四九（昭和二十四）年、大分県に生まれる。医学博士、「西本願寺医師の会」発起人。九州大学医学部附属病院、国立中津病院、東国東地域広域国保総合病院（現・国東市民病院）を経て、現在佐藤とよかわクリニック（大分県宇佐市）院長。日本外科学会専門医、指導医を歴任。元龍谷大学大学院実践真宗学研究科教授。一九九〇年頃より、大分県内を中心に「歎異抄に聞く会」を開催。大分県円徳寺門徒総代。

〈著　書〉

『医療文化と仏教文化』
『医者が仏教に出遇ったら』（本願寺出版社）、
『今を輝いて生きるために』（樹心社）、
『医者の目、仏のこころ』（法藏館）、
『ビハーラ医療団―学びと実践―』（共著／自照社出版）、
『大往生できる人　できない人』（三笠書房）他。

本書は大分合同新聞「今を生きる」（平成二十六年六月三十日号～令和五年十一月六日号掲載分）の内容に加筆修正したものです。

生きることを教える仏教

二〇二四年九月一日　第一刷発行
二〇二五年二月一日　第二刷発行

著者　田畑正久

発行　本願寺出版社
〒六〇〇―八五〇一
京都市下京区堀川通花屋町下ル
浄土真宗本願寺派（西本願寺）
電　話　〇七五―三七一―四一七一
ＦＡＸ　〇七五―三四一―七七五三
https://hongwanji-shuppan.com/

印刷　大村印刷株式会社

定価はカバーに表示してあります。
不許複製・落丁乱丁はお取り替えします。
ISBN978-4-86696-050-0
MO02-SH2-①20-52